Markus Sommer

Grippe und Erkältungskrankheiten natürlich heilen

aethera®

die heilenden Kräfte im Menschen stärken,
die Bildung des eigenständigen Urteils unterstützen,
die Initiativbereitschaft von Patienten und Verbrauchern fördern.

An der Herausgabe des aethera-Programmes wirken mit:
der Verein für Anthroposophisches Heilwesen,
die Heilmittelfirma Weleda, die Gesellschaft Anthroposophischer Ärzte
und die Medizinische Sektion am Goetheanum.

Über dieses Buch: Nicht jede Erkältung muss den Keim einer Grippe in sich tragen, vor allem, wenn sie mit den rechten Mitteln auskuriert wird. Aber auch das Durchmachen von Grippeerkrankungen selbst hat, neben den offenkundigen Gefahren, durchaus positive Seiten, die sich z.B. in einer verringerten Gefährdung gegenüber Krebserkrankungen niederschlagen können.

Markus Sommer stellt dar, welche inneren und äußeren Faktoren die Grippe begünstigen und was man zur Vorbeugung tun kann. Ist eine Grippeschutzimpfung sinnvoll oder gibt es auch Gründe, die dagegen sprechen? Wo liegen die Grenzen der Selbstmedikation? Welche Krankheitsbilder von Grippe und Erkältung gibt es überhaupt? Welche Komplikationen können auftreten? Welche medikamentösen und nichtmedikamentösen Behandlungsmöglichkeiten gibt es? Wo liegen die prinzipiellen Unterschiede zwischen Schulmedizin, Homöopathie und anthroposophischer Medizin in der Behandlung der Grippe?

Die Antworten auf all diese und viele weitere Fragen finden Sie in diesem ersten anthroposophisch orientierten Ratgeber zu diesem Thema.

Der Autor: Markus Sommer (geb. 1966) Medizinstudium in München, klinische Erfahrungen im Bereich der Inneren Medizin, Geriatrie und Neurologie sowie bei der praktischen Anwendung von anthroposophischer Medizin und Homöopathie. Seit 1988 regelmäßige Vortragstätigkeit im Medizinischen Seminar Bad Boll. Zahlreiche Veröffentlichungen zum Substanzverständnis, zur Toxikologie und zu anthroposophischen Heilmitteln. Zur Zeit niedergelassener Arzt in München mit Schwerpunkt in der Behandlung chronisch kranker Patienten. Weitere Veröffentlichungen bei aethera: Die natürliche Reiseapotheke (1999).

Markus Sommer

Grippe und Erkältungskrankheiten natürlich heilen

Vorbeugen – behandeln – auskurieren

aethera

Wichtiger Hinweis: Sämtliche Angaben und Empfehlungen in diesem Buch wurden mit größter Sorgfalt überprüft und in Übereinstimmung mit dem neuesten Wissensstand erarbeitet. Bei Heilmittel- oder Therapie-Empfehlungen handelt es sich um eine subjektive Auswahl ohne Anspruch auf Vollständigkeit, in der sich die Verordnungspraxis des Autors spiegelt. Die Nennung von Handelsnamen oder Warenbezeichnungen geschieht im Rahmen der allgemeinen Pressefreiheit ohne Rücksicht auf Erzeugerinteressen; eine Werbeabsicht ist damit keinesfalls verbunden.

Angaben zu Medikamenten und therapeutischen Maßnahmen erfolgen mit der Einschränkung, dass Dosierungs- oder Anwendungshinweise durch neue Erkenntnisse in der Forschung, klinische Erfahrungen und das sich verändernde Angebot an Präparaten dem Wandel der Zeit unterworfen sein können. Da auch menschliche Irrtümer oder Druckfehler nie ganz auszuschließen sind, wird für Anwendungs- und Dosierungshinweise sowie für die Wirkung der Präparate keine Gewähr übernommen.

Jeder Benutzer wird dringend aufgefordert, die Angaben in diesem Buch anhand der Herstellerinformationen auf dem Beipackzettel auf ihre Richtigkeit zu überprüfen und die dort gegebenen Empfehlungen für die Dosierung und Kontraindikationen zu beachten. In Zweifelsfällen sollte immer ein Arzt oder ein Angehöriger der Heilberufe aufgesucht werden, insbesondere wenn die Beschwerden über mehrere Tage andauern. Die Angaben in diesem Buch sind weder dazu bestimmt noch geeignet, einen notwendigen Arztbesuch zu ersetzen. Eine Haftung von Seiten des Autors oder des Verlags für Personen-, Sach- und Vermögensschäden ist ausgeschlossen.

Für Fragen an den Verlag oder den Autor benutzen Sie bitte die dem Buch beiliegende Antwortkarte.

1. Auflage 2000
aethera im Verlag Freies Geistesleben & Urachhaus GmbH
Landhausstr. 82, 70190 Stuttgart
Internet: www.aethera.de
ISBN 3-7725-5024-X

Umschlagbild: Daniela Nowitzki
Druck: Offizin Chr. Scheufele, Stuttgart

Inhalt

Danksagung

Der Autor ist in einer Praxisgemeinschaft mit seinen Kollegen Andreas Korselt und Georg Soldner tätig. Beiden, aber auch den gemeinsamen Mitarbeiterinnen, verdanke ich wichtige therapeutische und pflegerische Anregungen. Vieles, was über Fieber gesagt wird, stammt im Kern aus gemeinsamen Arbeiten von Georg Soldner und mir zur Wärmeorganisation des Menschen. Hartmut Ramm verdanke ich entscheidende Hinweise auf den Zusammenhang von kosmischem Geschehen und Grippeepidemiologie.

Besonderer Dank gilt auch Ursi Soldner, die als eidgenössisch approbierte Krankenschwester die Aussagen zur Pflege durchgesehen und ergänzt hat. Jan Vagedes hat, als in der Kinderklinik tätiger Arzt, der den Diskussionsverlauf mit Kollegen kennt, mich auf die Stellen hingewiesen, die durch Literaturzitate belegt werden sollten, damit sie von einem heutigen Arzt akzeptiert werden können. Von besonderem Nutzen war es, von Nicht-Ärzten zu erfahren, wo das Manuskript zu ergänzen oder zu straffen ist, um Allgemeinverständlichkeit zu erreichen. Zu nennen sind hier vor allem Schwester Elfriede Dassler, Tanja Wameser, Susanna Ulrich und mein Bruder Tobias. Jürgen Schwope hat für zwei knifflige Abbildungen seine Zeit und sein mit z.T. weltweit einzigartiger Technik ausgestattetes Fotostudio zur Verfügung gestellt, wofür ich ihm sehr danke, ebenso Dr. Reiner Sollfrank, der bereit war, einige seiner schönen Pflanzenfotos zu entleihen. Schließlich sei dem Verleger Frank Berger für seine Anregung, dieses Buch zu schreiben, sowie sein stetes Verständnis für die Anliegen des Autors gedankt. Ganz besonderer Dank gilt aber Rudolf Seitz. Obwohl er auch nach seiner Emeritierung als Professor und Präsident der Kunstakademie München viel beschäftigt ist, schickte er – oft Minuten nachdem der Gedanke besprochen war – die Karikaturen durchs Fax, die nun in diesem Buch bewundert werden können. Wenn die Bilder beim Leser zu ähnlichem Vergnügen, Schmunzeln und Lächeln führen wie bei mir, dann werden sie eine unmittelbar grippeprophylaktische Wirkung haben, denn Lachen stärkt bewiesenermaßen das Immunsystem.

Gib mir die Kraft, Fieber zu erzeugen,
und ich heile jede Krankheit.

Parmenides

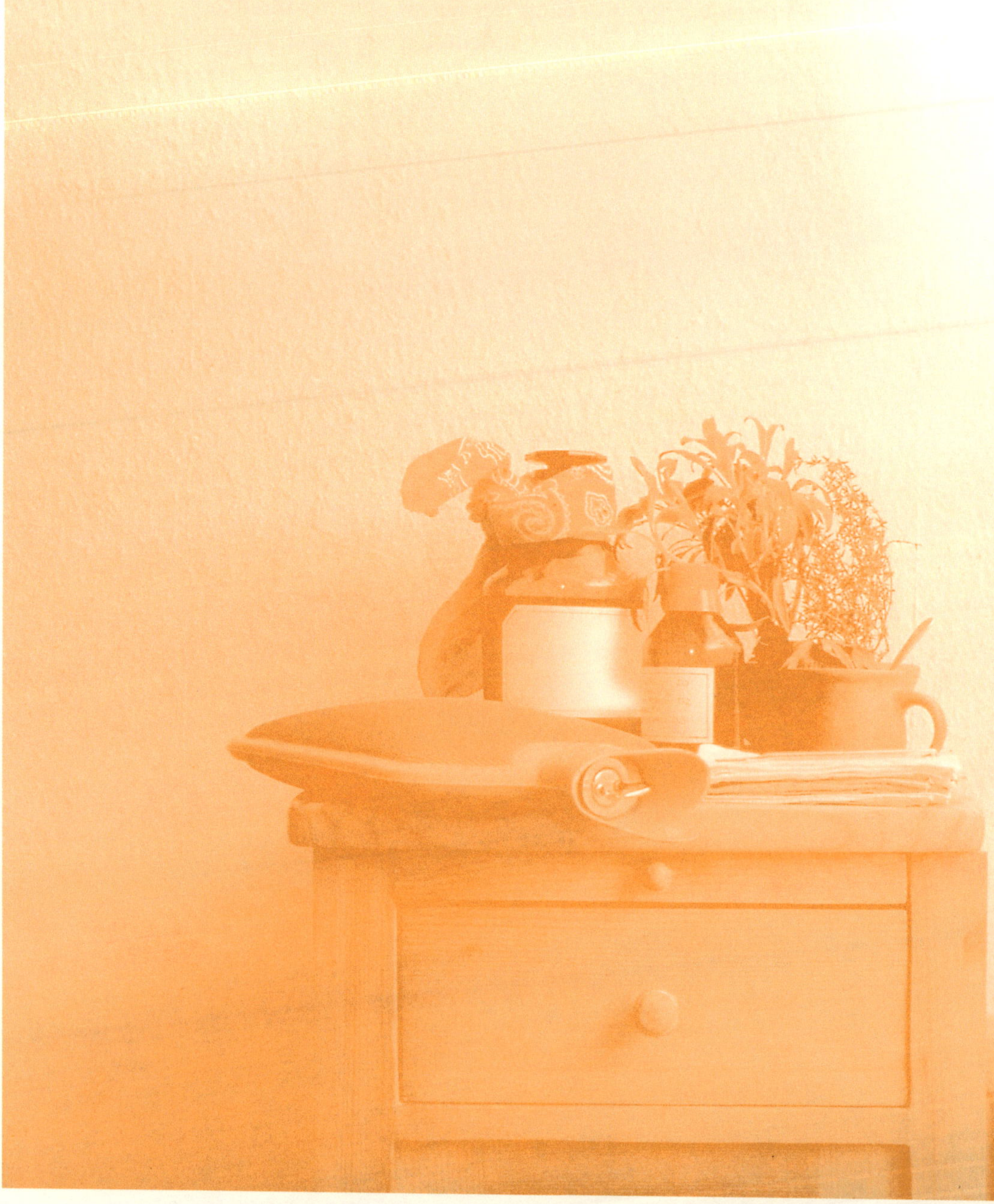

Grippe als Chance – Grippe als Herausforderung

Kranksein wird für die meisten Menschen primär in Form von Erkältungskrankheiten erlebt. Statistisch sind Erwachsene zwei bis sechsmal im Jahr davon betroffen. Eltern kleiner Kinder erleben noch weit mehr solcher Episoden, die sie oft an den Rand ihrer Kräfte bringen.

Jeden Herbst ergehen Aufrufe zur Grippeschutzimpfung, die mit dem durchaus zutreffenden Hinweis auf die mögliche Gefährlichkeit der eigentlichen Grippe (Influenza) und ihre enormen volkswirtschaftlichen Folgen in ihrer Dringlichkeit gesteigert werden. Manchem ist noch der fürchterliche Grippewinter 1968 mit seinen hunderten von Grippetoten in Erinnerung. Trotz dieser nicht zu verleugnenden dunklen Seite soll am Anfang der Beschäftigung mit diesem Thema ein durchaus positiver Aspekt stehen.

Haben Sie sich bei einer kraftraubenden Bergtour oder einer anderen schweren körperlichen Anstrengung auch einmal gefragt, warum Sie sich dieser Mühe eigentlich unterziehen? Vielleicht haben Sie Ihren ganzen Willen zusammengenommen, um zu schaffen, was Sie sich vorgenommen hatten, haben den Gipfel erklommen, sind wieder abgestiegen – und fühlten sich am Ende zwar erschöpft, aber gleichzeitig so wohl wie schon lange nicht mehr. Zwar kann Ihnen das Durchstehen einer Grippe kein herrliches Bergpanorama bieten, wenn alles gut geht, könnte das langfristige Ergebnis aber ähnlich erfreulich sein. Wie dieser ungewohnte, fast provokative Gedanke zu verstehen ist, soll gleich noch verfolgt werden. Aber so wie die Bergtour überfordern und entkräften kann, wenn Schwierigkeitsgrad und Dauer die eigene Kondition und Fähigkeiten übersteigen, kann auch eine schlecht verlaufende oder «verschleppte» Grippe zu anhaltender Erschöpfung und Anfälligkeit für weitere Krankheiten führen. Im schlimmsten Fall droht im Gebirge bei schlechter Ausrüstung, zu geringer Kraft oder unvorhergesehenen Wettereinbrüchen Absturz und Tod. Auch aus einer Grippe können schwere, manchmal sogar tödliche Komplikationen entstehen, z.B. durch Lungenentzündung, Herz- oder Gehirnbeteiligung usw.

Im einen wie im anderen Fall können die Gefahren durch richtige Kenntnis und Vorbereitung oder die Hilfe eines Bergführers im einen, eines Arztes im anderen Fall auf ein kalkulierbares Maß reduziert werden. Weder in schwierigem Berggelände noch bei schwerer Krankheit kann ein Buch den Rat und die Begleitung durch einen Erfahrenen ersetzen, doch kann es in grundsätzlichen Fragen und unkomplizierten Fällen dazu beitragen, sich selbst zu helfen. In diesem Sinn soll dieses Büchlein verstanden werden.

Was verstehen wir unter «Grippe»?

Grippe und fieberhafte Erkältungen – fließende Übergänge

Wenn im Folgenden von «Grippe» geschrieben wird, so geschieht dies meist im Sinne des allgemeinen Sprachgebrauchs und nicht immer in dem der medizinischen Terminologie. Dieser bezeichnet nur die «echte» Virusgrippe Influenza mit diesem Namen, während umgangssprachlich oft jede (im allgemeinen fieberhafte) «Erkältungskrankheit» als «Grippe» bezeichnet wird. Dies ist auch insofern nicht unsachgemäß, als das Erscheinungsbild von «normalen» Erkältungen, die durch Rhino-, Adeno- oder Coxsackieviren (und manche andere) hervorgerufen werden, fließende Übergänge zu den durch Influenzaviren hervorgerufenen Grippesymptomen zeigt. Auch dem erfahrenen Arzt gelingt die genaue Zuordnung oft nur durch aufwändige Laboruntersuchungen, die allerdings meist nur von akademischem Interesse sind und nur selten Konsequenzen für die Behandlung haben. Auch wenn die «Grippen» im oben genannten Sinn sich meist vornehmlich im Bereich der Atemwege abspielen, wird im Volksmund doch auch von «Kopf-» oder «Darmgrippe» gesprochen, weshalb auch auf diese Krankheitsgruppen eingegangen werden soll, auch wenn bei ihnen die Beziehung zur Influenza noch lockerer ist.

Fieber als aktiver Prozess

Hervorstechendstes Merkmal der Grippe im oben genannten Sinn ist das Fieber. Wer mit Schüttelfrost, Fieber und Gliederschmerzen im Bett liegt, mag den oben gewählten Vergleich mit einer Bergwanderung zynisch finden. Und doch gibt es tatsächlich verwandte Aspekte. Beim Bergsteigen werden alle Teile des Leibes betätigt. Eine enorme Anspannung des Willens liegt dem zu Grunde. Die Körpertemperatur steigt bedeutend, beim Erreichen des Gipfels können ohne weiteres 40 °C gemessen werden. Die Temperaturerhöhung ist Ausdruck der geleisteten Arbeit. Die Wärme durchströmt den ganzen Leib, alle Teile des Körpers werden in der Wärme integriert.

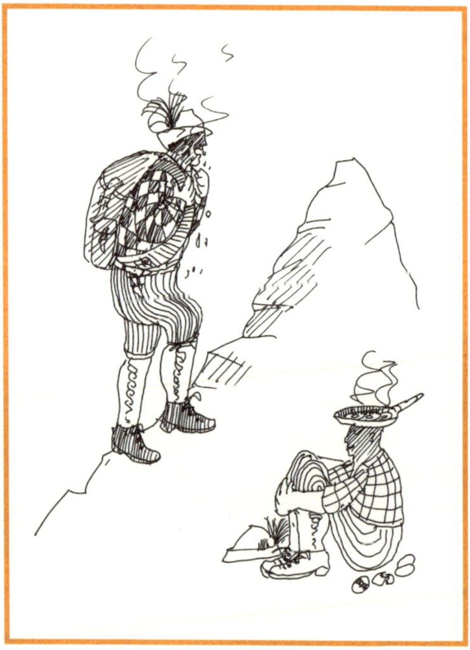

Bergtour und Fieber fordern den Menschen in ähnlicher Weise.

Polar dazu ist die Wärmeverteilung, die für die meisten von uns im Alltag herrscht, wenn wir ruhig vor dem Schreibtisch sitzen und gleichsam nur im Kopf tätig sind. Man kann sagen: Unsere Wärme ist dort, wo wir (tätig) sind. Entsprechend sind die Glieder des Kopfarbeiters kühl; viele Schreibtischarbeiter leiden unter kalten Füßen. Die Atembewegung bleibt oberflächlich, der Atem strömt flach.

Auch zu Beginn des Fiebers bei einer Grippe sind Hände und Füße kalt. Die ganze Wärme wird im Inneren des Leibes konzentriert. Der Schüttelfrost stellt eine rhythmische Muskelaktivität dar, die wie beim Laufen oder Bergangehen zur Wärmebildung führt. Ist genug Wärme gebildet worden, so durchströmt sie auch in diesem Fall den ganzen Leib. Wenn dies erreicht ist, bricht oft Schweiß aus, während die Haut bis dahin trocken war, um keine Wärme zu verlieren. Jetzt, am Höhepunkt des Fiebers, fühlen sich die meisten Kranken wohler als im Fieberanstieg, der Schüttelfrost hört auf. Es ist erreicht, was gewollt wurde. Vergleichbar ist dies dem Moment des Innehaltens am Berggipfel.

Fieber: eine aktive Antwort des Organismus

Vielleicht fragen Sie sich «Was heißt da: ‹gewollt wurde?› Ist das Fieber nicht Krankheitszeichen, Folge der Infektion?» Zum Teil ist dies richtig, ohne Eindringen von Krankheitserregern kommt es in diesem Zusammenhang nicht zum Fieber. Aber dies ist nur die halbe Wahrheit. Fieber ist auch *aktive Antwort* des Organismus auf das Eindringen von Fremdem, von Erregern und dient deren Überwindung. Nur gleichwarme (homoiotherme) Lebewesen können Fieber entwickeln, am besten kann es der Mensch. Niedere Wirbeltiere, wie z.B. die Eidechsen haben keine stabilen Wärmeverhältnisse, ihre Eigenwärme entspricht weitgehend der Temperatur der Umgebung, deshalb sind sie im Sonnenschein agil, erstarren aber in der Nacht weitgehend und im Winter vollständig. Experimente haben gezeigt, dass mit Krankheitserregern infizierte Eidechsen warme Plätze im Terrarium aufsuchen und so eine höhere Temperatur annehmen, als sie für sie üblich wäre. Hindert man die Tiere daran, so sterben viele von ihnen, während die Exemplare, die «Fieber» bekommen, überleben.

Der Mensch: souveränster Umgang mit Körperwärme

Fieber ist ein aktiver Prozess, der durch eine leibbezogene Aktivität des Menschen (z.B. den Schüttelfrost) erreicht wird. Was die Eidechse nur erreichen kann, wenn sich durch einen glücklichen Zufall in der Außenwelt die Gelegenheit zu «fieberartiger» Temperaturerhöhung bietet, steht dem Mensch als freie Fähigkeit zur Verfügung. Fieber kann er aus sich selbst heraus bilden. Hierin liegt der Gipfel seines souveränen Umganges mit der Körperwärme, die er wie kein anderes Lebewesen beherrscht und deshalb kann der Mensch auch in allen Klimazonen vom ewigen Eis bis in die Sahara hinein existieren. Für begrenzte Zeit kann der Mensch unglaubliche Temperaturextreme der Außenwelt ausgleichen. Er kann ebenso – 150° C in einer Kältekammer, wie sie in der Rheumabehandlung eingesetzt wird, ertragen wie Backofentemperaturen einer Sauna. Feuerwehrleute müssen bei einem Zimmerbrand gar in über 500° C heiße Räume eindringen.

Eine wechselwarme kranke Echse gesundet unter dem Heizstrahler, stirbt aber in der Kälte bzw. wenn sie kein «Fieber» durch ein heißes Plätzchen erzeugen kann.

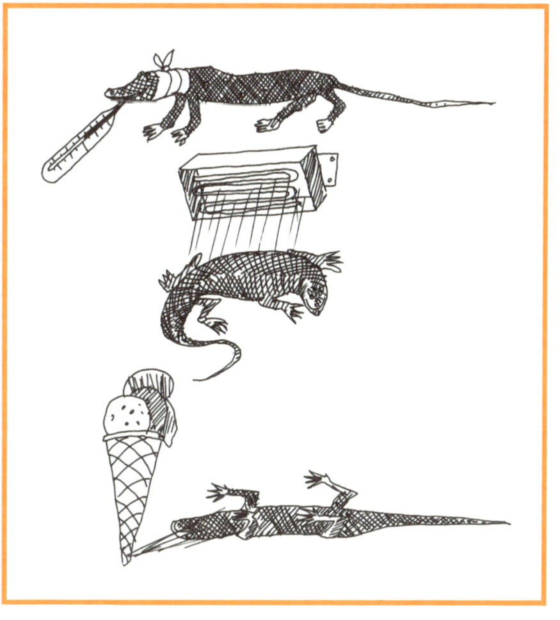

Im Fieber erfolgt keine Anpassung an die Außentemperatur, sondern es wird eine Erhöhung des «Sollwertes» vorgenommen, wir sind dabei «im Leib aktiv». Wir durchdringen dabei den ganzen Leib mit unserem Willen, ähnlich wie wir es tun, wenn wir unseren Leib unter enormer Wärmeentwicklung einen Berg hinauf bewegen.

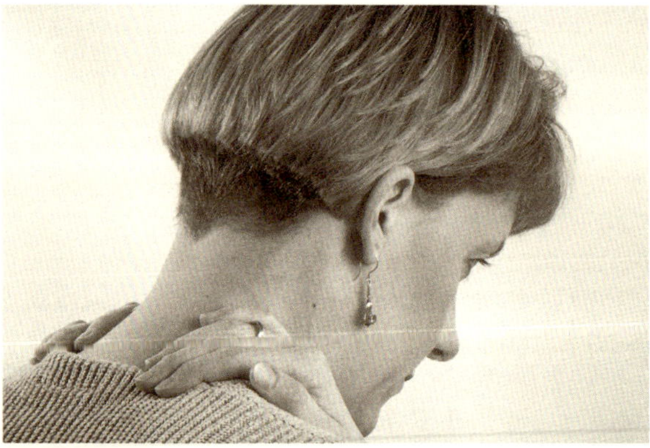

Fieber als Hilfe zur Aneignung des Leibes

Gerade wenn wir es gewöhnt sind, vor allem «im Kopf» zu leben bzw. diesen zu betätigen, verbinden wir uns im Fieber wieder «ganz» mit dem Leib. Dabei können Krankheitserreger überwunden werden, die sich ohne die Abwehrvorgänge, welche das Fieber begleiten, ungehindert ausbreiten könnten. Gleichzeitg werden Bereiche des Körpers wieder durchdrungen, «eingegliedert», die dem Ganzen zu entfallen drohten. Mancher Patient stellt fest, dass ihm Muskeln zu Bewusstsein kommen, von denen er noch gar nicht wusste, dass er sie hat, aber diese Duchdringung hat auch eine ganz unbewusste Seite. So werden in der Entzündung z.B. Ablagerungen aufgelöst. Wo im Körper «Verhärtungsvorgänge» stattfinden, können diese oft durch entzündlich-auflösende Vorgänge überwunden werden. Aus diesem Grund bessern sich beispielsweise Arthrosen meist durch Wärmeanwendungen, mehr noch aber durch Wärme, die nicht von außen zugeführt, sondern selbst im Inneren gebildet wird. Dies wird z.B. durch eine Mistelbehandlung bei Arthrosen oder durch hautreizende und durchwärmende Ingwerwickel bei Verspannungen der Rückenmuskulatur, wie sie vornehmlich bei Schreibtischarbeitern auftreten, erreicht. Nur wenn der Mensch in allen Teilen seines Leibes gestaltend anwesend ist, er diese durchdringt, kann auf Dauer Gesundheit bestehen. Wo dies nicht der Fall ist, kann Fieber heilend wirken. Schon im 5. Jahrhundert vor Christus forderte der antike Arzt Parmenides «Gib mir die Kraft, Fieber zu erzeugen, und ich heile jede Krankheit.»

Fieber und Entzündungen können Verhärtungen auflösen

Fieber kann Krebs verhindern

Der bedrohlichste Fall mangelhafter Durchdringung des Leibes zeigt sich bei bösartigen Tumoren, beim Krebs. Hier teilen sich Krebszellen fortlaufend, durchwuchern das Organ, in dem sie entstanden sind, und zerstören es dabei. Als Metastasen können solche Zellen in entfernten Organen weitere Geschwülste bilden. Der Tumor scheint wie ein fremdes Lebewesen, das eigenen Willen entfaltet, an den der Wille des betroffenen Menschen nicht mehr herankommt. Die Bezeichnung «Krebs» ist insofern gar nicht schlecht gewählt. Jedes gesunde Organ ist dagegen in die Willensdynamik des Menschen eingeordnet, selbst wenn es nicht direkt dem bewussten Willen unterliegt, der sich z.B. im Skelettmuskel betätigt. Selbst der «unwillkürliche» Darm ist an die von uns bewusst betätigte Nahrungsaufnahme gebunden. Der Großteil der Leibesvorgänge bleibt aber unbewusst und kann nicht unmittelbar von uns gesteuert werden. Dies ist auch gut so, denn es muss in ihnen eine viel größere Weisheit leben, als sie uns bewusst zur Verfügung steht. Und doch steht hinter den Organvorgängen eine lebendige und beseelte Ordnung, die letztlich darauf angelegt ist, dass unsere Individualität im Leib erscheinen und wirken kann. Das gesunde Organ fügt sich in den Gesamtplan des menschlichen Organismus ein, wie ein Orchesterinstrument sich der durch den Dirigenten vermittelten Partitur des Komponisten fügt.

Fieber als Heilmittel

Im Fieber versucht der Mensch wieder volle Herrschaft im Leib zu erlangen, dabei werden eingedrungene Krankheitserreger überwunden, aber auch eine «Aneignung» geleistet, die Verselbstständigungen in einzelnen Organbereichen auflöst. Solche «Aneignung» ist ständig nötig, dauernd gibt es Ausgliederungstendenzen, laufend entstehen auch Krebszellen. Wo es der unbewussten Durchdringung des Leibes nicht mehr gelingt, diese einzuordnen oder aufzulösen, kann dies noch im energischen Geschehen des Fiebers erfolgen. Erst wenn es nicht mehr gelingt, «Herr im Haus» zu sein, kann sich eine Krebskrankheit entwickeln.

Auf dem Hintergrund dieser Betrachtung wundert es nicht mehr, dass Krebskranke sehr häufig in den Jahren vor dem Krankheitsausbruch kein Fieber gehabt haben. Schon Mitte des 19. Jahrhunderts ist aufgefallen (J. Z. Laurence), dass Krebspatienten scheinbar immer besonders gesunde Menschen waren und insbesondere nur selten Fieber hatten. Eine Vielzahl weiterer Untersuchungen hat solche Zusammenhänge immer wieder bestätigt. Besonders umfangreiche Studien zu diesem Thema liegen für das maligne Melanom, den «schwarzen Hautkrebs» vor. Dies ist eine besonders aggressive Krebsart, die in starkem Zunehmen begriffen ist, wofür man u.a. die durch das Ozonloch ständig zunehmende UV-Belastung verantwortlich macht. 1992 fand man[1], dass Melanomerkrankungen umso seltener sind, je häufiger die Patienten Grippeerkrankungen in der Vorgeschichte hatten. In einer 1999 erschienenen Studie[2], die in sieben Ländern durchgeführt wurde und über 600 Melanompatienten erfasste, zeigte sich, dass das Melanomrisiko durch eine Grippe mit Fieber unter 38,5 °C um etwa 20 % sinkt. Liegt das Fieber über diesem Wert, so sinkt das Risiko sogar um 35 %. Das Durchstehen einer Lungenentzündung halbiert das Erkrankungsrisiko sogar. Erstaunlicherweise ist der positive Einfluss des fieberhaften Infektes sogar größer als der negative der UV-Belastung. Einer anderen großen Studie zufolge[3] haben Menschen, die in ihrer Vorgeschichte mindestens einmal für wenigstens drei Tage Fieber über 39 °C hatten, sieben bis acht mal seltener Krebs als Menschen, die keinen so intensiven Fieberschub hatten. Man kann daher bei vielen Krebskranken für die Zeit vor dem Ausbruch des Tumorleidens von «krankhafter Gesundheit» sprechen. Dies konnte vor kurzem erneut durch eine Studie der Schweizer Gesellschaft Anthroposophischer Ärzte belegt werden[4], bei der wieder deutlich wurde, dass vor allem Kinderkrankheiten in der Vorgeschichte von Krebspatienten oft fehlen. Allerdings zeigten sich für verschiedene Krebsarten unterschiedliche Verhältnisse.[5]

Studien belegen: Häufiges Fieber senkt das Krebsrisiko deutlich

Durchstehen einer Lungenentzündung halbiert das Erkrankungsrisiko

Heute können die meisten Kinderkrankheiten infolge der verbreiteten Impfungen oft nicht mehr durchgemacht werden, fieberhafte Erkältungskrankheiten kann aber im Grunde jeder

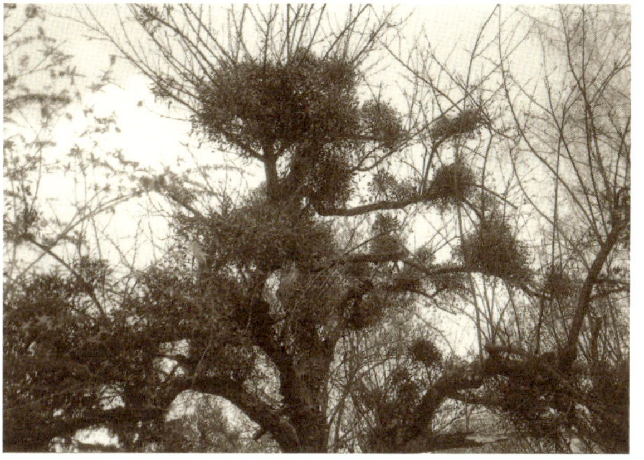

Misteln

bekommen, was für einen Vielgeimpften ein Trost sein mag. In Einzelfällen kann man erleben, dass auch eine bereits ausgebrochene Krebskrankheit durch Fieber geheilt werden kann. So habe ich in meiner Praxis eine Patientin behandelt, die vor mehr als 25 Jahren einen großen bösartigen Tumor des Enddarms (Rektumkarzinom) hatte. Der Krebs war bereits in das Kreuzbein eingewachsen und konnte daher nur teilweise entfernt werden. Wegen einer Wundinfektion hatte die Patientin über mehrere Wochen hohes Fieber, wodurch offenbar der Resttumor überwunden wurde. Obgleich die Frau weder Bestrahlung noch Chemotherapie erhielt, ist sie bis heute von erneutem Tumorwachstum verschont geblieben. In der universitären Krebstherapie wird vermehrt die Überwärmung (Hyperthermie) von Krebspatienten eingesetzt. Bei einem internationalen Hyperthermiekongress in Lyon im Juni 2000 wurde deutlich, dass diese «Fiebertherapie» die Wirksamkeit anderer Krebsbehandlungen wesentlich steigern kann. Die vor mehr als 75 Jahren durch Rudolf Steiner in die anthroposophische Medizin eingeführte Misteltherapie gegen Krebs hatte bereits damals unter anderem das Ziel, Fieber zu erzeugen und dadurch die Krankheit zu heilen. Die neuen Erkenntnisse bestätigen diesen Ansatz vollauf.

Wenn Kinderkrankheiten durch Impfung verhindert werden, können Erkältungskrankheiten Fieber ermöglichen

So betrachtet, verhindert wohl jede Grippeepidemie zahllose Krebserkrankungen in der Zukunft. Man kann daher der lästigen Grippe – obwohl sie auch mit schlimmen, ja in Einzelfällen selbst tödlichen Komplikationen einhergehen kann – durchaus auch Dankbarkeit entgegenbringen. Die Krankheit kann dazu beitragen, Einseitigkeiten auszugleichen, die schlimmere Entwicklungen zur Folge haben könnten. Aber nicht nur leiblich kann eine Grippe positive Wirkungen entfalten, auch seelisch können durch

Zusammenfassung

Zusammenfassend soll festgehalten werden, dass die fieberhafte Erkältungskrankheit zum Ausgleich von Einseitigkeiten beitragen können, die z.B. dadurch entstehen, dass wir vornehmlich in einzelnen Bereichen des Leibes leben, ihn aber nicht mehr ganz durchdringen. Oft liegt auch eine einseitige Erschöpfung im Nerven-Sinnes-Bereich zu Grunde, wenn eine Grippe auftritt. Im Fieber kann eine Vorbeugung späterer «Verhärtungskrankheiten» geleistet werden, in gewissem Maß wird sogar bösartigen Krankheiten entgegen gewirkt. Andererseits müssen Erkältungskrankheiten nicht harmlos sein und bedürfen einer sachgemäßen Begleitung.

sie Entwicklungsschritte angestoßen werden. Schon manche wichtige Lebensentscheidung konnte dadurch reifen, dass man durch einen fieberhaften Infekt der Alltagsroutine entzogen war. Allerdings kann eine Grippe, wenn sie nicht gut auskuriert wird, auch zu anhaltender Erschöpfung oder gar einer Depression führen. Im Einzelfall kann selbst eine latent vorhandene Krebskrankheit nach einer sich hinschleppenden Grippe in Erscheinung treten. Bereits Rudolf Steiner hat darauf hingewiesen, dass die Grippe verschiedene, im Leib «schlummernde» Krankheiten hervorbrechen lassen kann.

Negative Seiten des Fiebers

Auch Fieber hat nicht nur positive Seiten. Es gibt Erkrankungen, bei denen ein zu tiefes Durchdringen des Leibes erfolgt und dadurch zu starke Auflösungsprozesse stattfinden. Dies ist z.B. bei verschiedenen Autoimmunerkrankungen der Fall, z.B. bei der Polyarthritis. Auch kann nicht jedem Menschen beliebig hohes Fieber zugemutet werden. Wie immer kommt es auf die individuelle Situation und das rechte Maß an.

Kalte Füße sind lästig, besonders die eigenen.

Wilhelm Busch

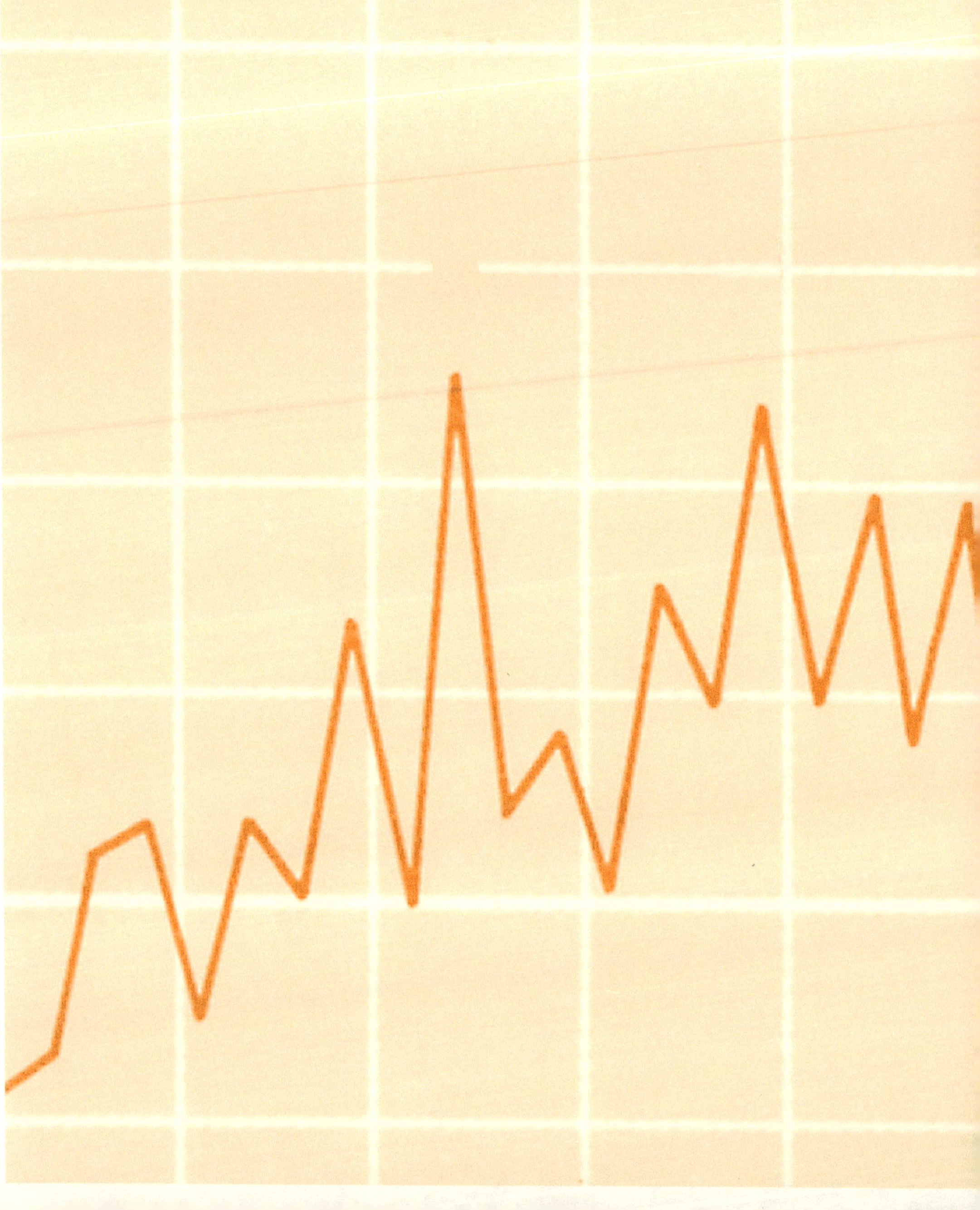

Das Krankheitsbild der Gripppe

Bevor wir uns mit der Frage beschäftigen, wann man eine Erkältung oder Grippe bekommt, wenden wir uns dem Krankheitsbild zu. Die Grippe kann den Einzelmenschen packen, wenn seine Situation ihn anfällig macht. Die Grippe kann aber auch große Teile der Bevölkerung ergreifen und seuchenartig viele Todesfälle herbeiführen. Die Menschen vergangener Zeiten prägten den Namen «Influenza», weil sie den Einfluß der Gestirne hinter diesen Seuchen-Katastrophen vermuteten – moderne Forschung zeigt, dass sie mit dieser Auffassung recht gehabt haben könnten. Der Blick wendet sich im folgenden Kapitel sowohl in die Weite des Kosmos wie in die Enge des Virusgenoms, hat aber als Ziel den Menschen, der von der Grippe betroffen ist.

Die «eigentliche Grippe» oder Influenza

Die Krankheit «packt zu»

Die Bezeichnung «Grippe» ist schon sehr alt und geht zurück auf das altfranzösische Wort «griffe» für Kralle bzw. das althochdeutsche «gripan» für greifen, packen. Sehr klar ist damit ein wesentliches Merkmal der Grippe zum Ausdruck gebracht, die einen oft aus dem Wohlbefinden heraus schnell und plötzlich packt, wie die Kralle eines herabstürzenden Raubvogels. Immer ist bei der Grippe im eigentlichen Sinn der ganze Menschen betroffen. Schüttelfrost und rasch ansteigendes Fieber zwingen den Betroffenen im Verein mit starkem Krankheitsgefühl, Glieder-, Kopf- und Rückenschmerzen rasch ins Bett. Die Nase brennt und ist verstopft, der Hals ist zunächst trocken und schmerzhaft. Allmählich kommt es dann zu verstärkter Schleimproduktion, die auch die Augen ergreift, die gerötet sind und oft tränen, brennen und lichtempfindlich sind. Völlige Appetitlosigkeit besteht meistens, manchmal auch Übelkeit, sogar Erbrechen kann zu Beginn einer Grippe auftreten. Das Fieber übersteigt nicht selten 40 °C. Nach Erreichen der maximalen Temperatur hört der Schüttelfrost auf, die Muskelschmerzen sind aber häufig noch längere Zeit quälend. Zumindest vier Tage hält dieser Zustand an, er kann aber (unbehandelt) auch eine Woche, gelegentlich noch länger dauern. Wenn es nicht zu Komplikationen kommt, klingen die Beschwerden jetzt allmählich ab. Bis zur Wiedererlangung der vollen Kraft vergeht aber noch längere Zeit, wobei die Dauer sehr individuell ist.

Symptome

Dauer der Erkrankung

Influenza – Einfluss der Sterne?

Der medizinische Begriff «Influenza» wurde in der Renaissance in Florenz geprägt. Grippe ist ansteckend und in Grippezeiten erkranken oft große Teile der Bevölkerung, sodass eine allgemeine Ursache gesucht wurde. Diese sah man im Einfluss («la influenza») der Sterne. Dass diese Annahme sich als möglicherweise gar nicht so falsch und «mittelalterlich» abergläubisch erweist, zeigen Zusammenhänge zwischen Grippeepidemien und kosmischen Zusammenhängen, die heute statistisch gesichert sind. Davon soll später noch die Rede sein. Hier sei zunächst nur festgehalten, dass in jedem Winter einzelne Grippeerkrankungen auftreten, gelegentlich aber auch große Teile der Bevölkerung von der Influenza niedergestreckt werden. Solche Epidemien können zu einer empfindlichen Störung des ganzen öffentlichen Lebens führen. Ziehen solche Epidemien über ganze Kontinente oder gar die ganze Welt hinweg, so spricht man von «Pandemien». Schon in den hippokratischen Schriften, die am Beginn der medizinischen Entwicklung im engeren Sinne stehen, gibt es Hinweise auf die Grippe. Der erste mir bekannte Fall einer näher beschriebenen Grippeepidemie ging 1510 von Malta aus und schon 1577 wurde ein Seuchenzug, der von Asien ausgehend ganz Europa erfasste, beschrieben. Treffen solche Pandemien auf eine – z.B. durch Kriege – geschwächte Bevölkerung, so kann die Grippe fürchterliche Opfer mit hunderttausenden von Toten fordern. Schwere Pandemien ereigneten sich z.B. 1890, 1918, 1957 und 1968. Von Oktober 1918 bis Februar 1919 erkrankte die Hälfte der Weltbevölkerung an Grippe und 21 Millionen (!) Menschen starben. Es war dies die schlimmste Seuchenkatastrophe seit der schwarzen Pest im Mittelalter. Eigenartigerweise ist diese Grippekatastrophe kaum im allgemeinen Bewusstsein. Besonders schlimm waren die Folgen in den Gebieten, die bereits durch den Ersten Weltkrieg in Not waren. Hierbei ist wohl nicht nur der Hunger und schlechte hygienische Verhältnisse anzuschuldigen, sondern auch die innere Erschütterung der Menschen, deren Staatssystem und Weltbild zusammengebrochen war oder deren Angehörige in dem schrecklichsten Krieg, den die Menschheit bis dahin erlebt hatte, den Tod gefunden hatten.

Grippeepidemien können sich über die ganze Erde ausbreiten

Die schlimmste Seuchenkatastrophe seit der Pest im Mittelalter

Die Krankheitserscheinungen unterscheiden sich zwischen den Epidemien oft etwas. Einige Grippezüge waren von eigenartigen Erschöpfungserscheinungen begleitet, die deutlich über das Normalmaß hinausgingen. So folgte schon der erwähnten Grippepandemie Ende des 16. Jahrhunderts ein «Morbus epidemicus per totam fere Europam Schlafkrankheit dictus» und die Pandemie von 1890 verursachte eine Gehirnerkrankung, die in Italien den Namen «Nona» erhielt. Die Kranken fielen in einen schlafartigen Zustand und entwickelten Bewegungsstörungen mit Verlangsa-

Krankheitserscheinungen variieren

mung, vornübergebeugter Haltung, verminderter Mitbewegung der Arme beim Gehen und anderen Erscheinungen, die man sonst ähnlich bei der parkinsonschen Erkrankung beobachtet.

Schlafkrankheit als Folge

Die schreckliche Pandemie von 1918 soll sogar bei 5 Millionen Menschen zur «Encephalitis lethargica von Economo» (das ist der Erstbeschreiber), auch Schlafkrankheit genannt, geführt haben. Ein Drittel der Patienten starb in komatösem Schlafzustand oder in völliger Schlaflosigkeit, viele, die sich zunächst erholten, entwickelten ein Bild, das dem der Nona entsprach. In Einzelfällen kam es zu einem jahrelang anhaltenden Schlafzustand. Obduktionen zeigten, dass Entzündungen im Mittelhirnbereich und ihre Folgezustände für diese schlimmen Verläufe maßgeblich mitverantwortlich waren. Es konnte nie recht geklärt werden, ob die Grippe selbst zu dieser anhaltenden Gehirnbeteiligung führte, oder ob sie nur durch Schwächung die Anfälligkeit für eine andere Erkrankung erhöht hat, deren Erreger unbekannt geblieben ist. Bewegende Schilderungen von Krankheitsschicksalen und ihrer Behandlung lieferte der New-Yorker Neurologe Oliver Sacks in seinem Buch «Zeit des Erwachens».[6]

Es waren aber nur wenige Grippewellen, bei denen diese Krankheit im Vordergrund stand, in anderen Fällen trat sie selten oder überhaupt nicht auf.

Aber auch in viel weniger dramatischer Form variieren die Erscheinungen, insofern z.B. die Muskelschmerzen mal mehr, mal weniger im Vordergrund stehen, der Husten eher tags oder eher nachts auftritt, Kopfschmerzen eher stechenden oder eher drückenden Charakter haben etc.

Der «Genius epidemicus»

Das jeweils von Grippesaison zu Grippesaison etwas unterschiedliche Krankheitsbild hat zum Begriff des «Genius epidemicus» geführt. Dieser Genius, dieses Krankheitswesen soll die jeweilige Symptomatik bestimmen. Für die Behandlung der Grippe mit homöopathischen Mitteln bedeutet dies, dass oft ganz bestimmte Arzneien einer Großzahl von Patienten helfen, die an ähnlichen Symptomen leiden. Hier ist dann nicht immer eine ausführliche Krankenbefragung nötig, um das individuell richtige

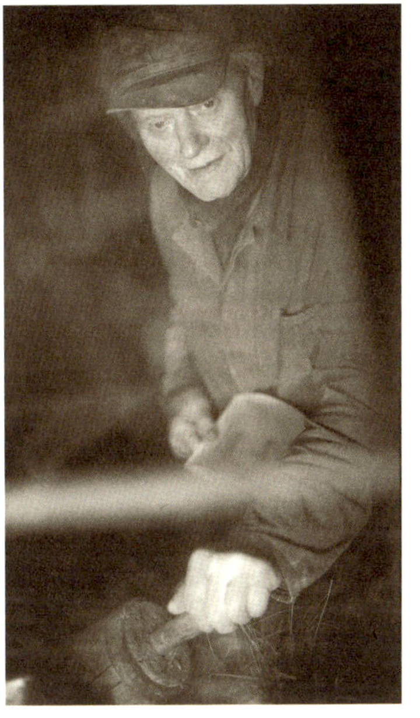

Mittel zu wählen, oft gibt es ein «Mittel der Saison», das zuverlässig den meisten Patienten hilft.

Neben überindividuellen Faktoren (dem «Genius» oder dem jeweiligen Virusstamm?) bestimmen aber auch individuelle Gegebenheiten den Verlauf. Die besonders schlimmen Erkrankungen in Kriegszeiten wurden schon erwähnt. Wer Hunger leidet oder einer tiefen seelischen Erschütterung ausgesetzt ist, wer Angst vor der Zukunft hat oder an Schuldgefühlen leidet, den trifft oft ein besonders schwerer Grippeverlauf. Eine wesentliche Rolle spielt auch das Alter des Kranken. Vor allem gestillte Säuglinge sollen selten eine Influenza bekommen. Wahrscheinlich sind sie durch Immunglobuline, im Blut vorhandene Eiweißstoffe, die der Abwehr dienen, geschützt, da die Mutter sie ihnen bereits vor der Geburt durch die Placenta hindurch mitgibt. Auch die Milch enthält wirksame Abwehrstoffe. Kleinkinder können dagegen schwer an Grippe erkranken, aber vor allem trifft dies auf alte Menschen zu. Ein Drittel der über 60-Jährigen und gar drei Viertel der über 70-Jährigen entwickeln im Zuge einer Influenza eine Bronchitis. Kommt es gar zu einer Lungenentzündung, so sind in dieser Altersklasse viele Todesfälle zu beklagen. In England heißt die Influenza deshalb auch «The old man's friend». Besonders gefährdet sind Bewohner von Altenheimen. Hier erkranken oft über 60% der Bewohner, und die Sterblichkeit ist häufig erschreckend hoch. Fast jedes vorbestehende Leiden kann sich bei einer Grippe verschlimmern, besonders augenfällig ist dies bei Atemwegserkrankungen. Allerdings habe ich auch schon wesentliche Besserungen von Asthmaerkrankungen nach überstandener Grippe erlebt. Bekannt ist auch die Verschlechterung eines Diabetes mellitus, der Zuckerkrankheit, bei Grippe. Ab und an kommt es bei der Influenza zu einer Myocarditis, einer Herzmuskelentzündung, die zu nachhaltiger Herzschwäche und Herzrhythmusstörungen führen kann. Die – glücklicherweise seltenen – Influenzatodesfälle bei zuvor gesun-

Verschlimmerung vorbestehender Leiden

den jungen Erwachsenen werden für gewöhnlich auf eine solche Herzbeteiligung zurückgeführt. Gerade bei der 68er-Epidemie kam dies häufiger vor. Wahrscheinlich kommt es zu dieser Komplikation vor allem dann, wenn man sich bei der Erkankung nicht schont und keine Bettruhe einhält.

«Übersterblichkeit» bei älteren Menschen

Weil die Influenza viele schon latent vorhandene oder gerade noch kompensierte Krankheiten zur Erscheinung bringen kann, ist bei älteren Menschen in den ersten drei Monaten nach dem Überstehen einer Grippe eine so genannte «Übersterblichkeit» zu verzeichnen. Bei 70- bis 79-Jährigen beträgt diese 29 %, das heißt, dass in den ersten drei Monaten nach der Erkrankung 1/3 mehr Todesfälle auftreten, als dies für gewöhnlich zu erwarten wäre. Für die Lebensdekade darunter liegt die Übersterblichkeit noch bei 12 % und bei unter 60-Jährigen soll sie 5 % sein. Legt man die aktuellen Daten der Sterbetafeln des statistischen Bundesamtes zu Grunde, so bedeutet dies, dass von 1000 75-jährigen Frauen (für Männer liegen die Zahlen etwas höher) innerhalb von drei Monaten nach der statistischen Erwartung 7,6 sterben, wurde vorher eine Grippe durchgemacht, so sind es 9,8, also etwa zwei Todesfälle pro 1000 Altersgenossen, die eine Grippe hinter sich haben, mehr. Bei den 65-Jährigen ist der Anstieg geringer, hier würden statistisch innerhalb eines Quartales unter 1000 Menschen 2,5 Todesfälle erwartet, nach Grippe 2,8. Ich glaube, dass diese Übersterblichkeit allerdings durch sorgsame Behandlung und vernünftiges Verhalten verringert werden kann. Der Anstieg soll aber nicht verharmlost werden, zumal bei Hochbetagten mit steigendem Alter die Sterbezahlen naturgemäß steigen. Die beschriebene Übersterblichkeit ist auch der Grund für die Empfehlung, bei über 60-Jährigen eine Grippeschutzimpfung vorzunehmen (s. Kapitel Grippeschutzimpfung). Leider sind mit keine statistischen Erhebungen über die Gesamtsterblichkeit ehemals Grippekranker einige Jahre nach Durchmachen der Krankheit bekannt. Nach dem oben Gesagten wäre allein infolge der Verbreitung der Krebskrankheit in der Bevölkerung und dem eindrucksvollen Effekt der Fieberkrankheiten auf das Erkrankungsrisiko nun ein statistischer «Vorteil» zu erwarten.

Sorgsame Behandlung und vernünftiges Verhalten verringern das Risiko

In Fieberkrankheiten liegen Gefahren und Entwicklungschancen

Wahrscheinlich hat es Sie erschreckt zu sehen, wie viel Leid Influenzaepidemien über die Menschheit gebracht haben und was für Gefahren für den einzelnen Grippekranken bestehen. Es ist wichtig, diese Seite nicht zu verharmlosen, ebenso bedeutsam ist es aber auch, die andere Seite zu sehen. In den Industrienationen ist Krebs heute die zweithäufigste Todesursache. Für das Jahr 2015 erwartet man, dass er die häufigste wird. Wenn durch Grippeerkrankungen auch nur ein Viertel dieser Fälle verhindert werden könnte – und wahrscheinlich ist, wie oben gezeigt wurde, der Anteil größer –, so würde ihr Nutzen für die Gesamtbevölkerung wahrscheinlich weit über ihren Gefahren liegen. Für den Einzelnen liegen in Fieberkrankheiten Gefahren und Entwicklungschancen. Wie die Krise, die eine solche Erkrankung im Leben bedeutet, ausgeht, wird stark vom Umgang mit ihr beeinflusst. Konkrete Hinweise für Maßnahmen, die zu einem guten Verlauf beitragen, finden Sie in einem späteren Kapitel.

Zunächst soll aber darauf hingesehen werden, in welcher Situation Grippe und Erkältungskrankheiten auftreten.

Wann bekommt man eine Grippe oder Erkältungskrankheit? Aspekte, die den Einzelnen betreffen

Nicht jeder steckt sich an

Seit dem Ende des 19. Jahrhunderts wurden die Erreger fast aller Infektionskrankheiten entdeckt. Sehr verbreitet ist die Meinung, eine Infektionskrankheit komme gesetzmäßig durch Ansteckung mit diesen Erregern zu Stande. Dass dies so einfach nicht ist, zeigt schon die Alltagserfahrung. Wenn es nur auf die Ansteckung ankäme, so müsste man als Arzt ständig krank sein, denn täglich begegnen uns «ansteckende» Patienten. Meistens sind in einer Familie nur einige Menschen von einem Infekt betroffen und selbst bei einer so ansteckenden Krankheit wie den Windpocken kommt es vor, dass ein Geschwisterkind eines Kranken gesund bleibt und «seine» Windpocken erst ein oder zwei Jahre später bekommt. Es ist ausgeschlossen, dass es nicht auch zunächst schon genügend Kontakt mit dem Virus hatte, die Krankheit scheint für dieses Kind aber noch nicht «dran» gewesen zu sein.

Krankheitserreger können auf den Schleimhäuten des Menschen leben, ohne ihn erkranken zu lassen

Wir wissen heute sogar, dass bei 40 bis 70 % aller Gesunden im Rachen Pneumokokken, die häufigsten bakteriellen Erreger einer Lungenentzündung (Pneumonie) wachsen, ohne dass dies bei Ihnen zu einer Erkrankung führt. Für Erreger der bakteriellen Hirnhautentzündung, des Scharlachs usw. finden wir ähnliche Verhältnisse – häufig vollkommen gesunde Menschen, bei denen sich aber die Keime nachweisen lassen. Offenbar besteht ein Gleichgewicht zwischen dem Erreger und der Abwehrfähigkeit seines Trägers, der ihn gleichsam «gezähmt» als «Hausgenossen» hält.

Krankheiten brechen meist nicht zufällig aus

Auch zur Erkältungszeit kann eine Vielzahl von Krankheitserregern (Influenza-, Rhino-, Adeno-, Enteroviren etc.) vielerorts nachgewiesen werden und doch erkrankt immer nur ein Teil derjenigen, die diesen Erregern ausgesetzt sind. Die Alltagserfahrung kann hier wiederum weiterhelfen. An sich selbst kann man beobachten, dass man oft dann eine fieberhafte Erkältungskrankheit bekommt, wenn einem «alles zu viel» ist, man «die Nase voll» hat und der Schnupfen dies nun auch leiblich zum Ausdruck bringt. Dem widerspricht nicht, dass viele Menschen gerade zu Urlaubsbeginn oder zum Zeitpunkt der Entlastung nach besonderer Anspannung krank werden. Solange man wirklich unverzichtbar ist und der Ausfall der eigenen Arbeitskraft eine Katastrophe bedeuten würde, kann man oft die letzten Reserven mobilisieren, wenn man dann aber «loslassen» kann, bricht oft eine bis dahin unterdrückte Krankheit aus.

Überbelastete Kinder

Bereits Kinder können solchen Mechanismen unterliegen. Mit Schule, Hausaufgaben, Instrumentalunterricht, Ballettstunde usw. sind sie oft einer auf Dauer krankmachenden, permanenten Anspannung ausgesetzt, die durch die Krankheit schließlich unterbrochen wird. Schon Kleinkinder können mit Krabbelgruppe, Babyschwimmen, wechselnden Babysittern und Kindergarten mit großen Gruppen, in denen keine ausreichende Rückzugsmöglich-

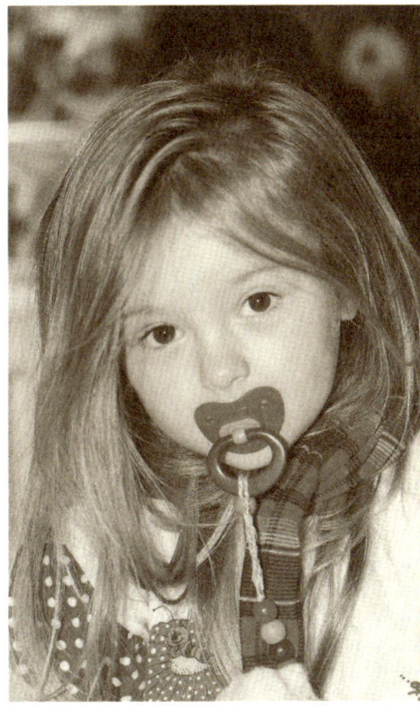

keit besteht, so überfordert sein, dass sie für Infekte anfällig werden. Der geradezu regelhafte Anstieg der Erkrankungshäufigkeit ab dem Beginn des Kindergartenbesuchs ist sicher nicht nur Resultat der vermehrten Ansteckungsmöglichkeit. Andererseits gehören häufige Atemwegsinfekte als normale Erscheinung ins Kleinkindalter. Das Immunsystem schult sich an ihnen und (wie oben gezeigt) kann Fieber in dieser Zeit der Gesundheit im Erwachsenenalter dienen. Auch in dieser Hinsicht ist es daher problematisch, jeden Temperaturanstieg sofort mit Fieberzäpfchen zu unterdrücken.

Bei Säuglingen und Kleinkindern kann eine auffällige Häufung von Infekten ein Hinweis auf eine beginnende Rachitis – letztlich eine «Lichtmangelkrankheit» (das Vitamin D, welches die Rachitis verhindern kann, wird in der Haut des Menschen unter Lichteinfluss gebildet) sein. Gesteigerte Infektanfälligkeit bei Kleinkindern sollte daher zu einem Arztbesuch veranlassen.

Selbstverständlich gibt es auch Fälle (sie sind allerdings eher selten), in denen eine echte «Erkältung» eine Auskühlung durch unzureichende Kleidung, durch Einbrechen auf einem vereisten See oder Ähnliches am Beginn eines «grippalen Infektes» steht. Es ist wichtig, durch Beachten des eigenen Wärmeorganismus möglichen Gefahren vorzubeugen (hierauf wird im Kapitel über Vorbeugungsmaßnahmen näher eingegangen).

Bedeutung befriedigender Arbeitsverhältnisse

Schließlich steht die Infektanfälligkeit in umgekehrt proportionalem Verhältnis zur Befriedigung, die einem seine Tätigkeit vermittelt. Es hat sich gezeigt, dass die Krankheitsrate in Industriebetrieben drastisch fällt, wenn von einer eintönigen Fließbandarbeit auf Tätigkeit in einem Team mit wechselnden Arbeitsabläufen umgestellt wird. Eine Arbeit ist umso belastender, je weniger Sinn in ihr erlebt werden kann. Je mehr man sich fremdbestimmt und in sinnloses Tun eingebunden erlebt, desto größer ist die Gefahr zu

Einseitig intellektuelle Tätigkeit steigert Anfälligkeit

erkranken. Oft hat man auch den Eindruck, dass einseitig intellektuelle Kopftätigkeit die Anfälligkeit gegenüber der Grippe steigert. Eine reine Bildschirmarbeit, die nur die Denktätigkeit fordert, lässt ebenso wie viel Fernsehen, Computerspiele etc. den Bereich des «unteren Menschen» unversorgt. Es wird keine Wärme gebildet, keine leibliche Tat verwirklicht. Mit der Zeit fühlen sich viele Menschen dann erschöpft und anfällig. Manchmal kann dann gerade in der Krankheit ein Schritt zu einer Erweiterung der Lebensbezüge und sinnvoller Lebensperspektiven, die über das bloß Materielle hinausgehen, gelingen.

Über den Einzelnen hinausgehende Aspekte

Überindividuelle Faktoren

Nun gibt es aber gerade bei der «echten» Virusgrippe, der Influenza, Seuchenzüge, die große Teile der Bevölkerung eines Landes, eines Kontinents oder gar der ganzen Erde betreffen. Sicher sind nicht alle gleichzeitig überarbeitet oder fühlen Sinnlosigkeit ihrer Tätigkeit, auch wenn die Entwicklung unserer Gesellschaft dazu tendiert, dass von immer mehr Menschen solche Gefühle erlebt werden. Es müssen aber weitere überindividuelle Faktoren hinzutreten, um solche Seuchen zu erklären. Ganz sicher spielen hier auch Veränderungen des Erregers selbst eine Rolle.

Das Grippevirus

Ein Influenzavirus wird führend

Die üblichen «Grippeerkrankungen» der feucht-kalten Jahreszeit verteilen sich auf eine ganze Reihe recht unterschiedlicher Viren. Am häufigsten sind in der Regel die Schnupfen- oder Rhinoviren, dann kommen die Parainfluenzaviren, die eigentlichen Influenzaviren, das Respiratory Syncytial Virus, die Adenoviren, Enteroviren usw. In den eigentlichen Grippezeiten wird einer dieser Erreger – meist ein Influenzavirus – führend und lässt sich nun bei den meisten Kranken nachweisen. Von den Influenzaviren im engeren Sinne gibt es die Großtypen A, B und C. Bei den weltweiten Grippepandemien handelt es sich praktisch immer um Influenzaviren der Gruppe A. Viren sind keine richtigen Lebewesen, außerhalb eines belebten Organismus sind sie nicht in der Lage, sich zu vermehren oder auch nur Stoffwechsel zu betreiben. Im Grunde sind sie nicht viel mehr als Vehikel für eine kleine Menge Erbsubstanz. Die meisten Viren lassen sich kristallisieren wie ein unbelebtes Mineral oder Salz und es gibt gute Gründe anzunehmen, dass Viren durch Abspaltungen aus Lebewesen entstanden sind. Da die Eiweißhülle vieler Viren empfindlich gegen Austrocknung und vor allem Sonnenlicht ist, erhält sich ihre Infektiosität besonders gut, wenn sie in kleine Wassertröpfchen eingebettet sind. Beim Husten und Niesen werden solche virushaltigen Tröpfchen von Mensch zu Mensch ausgetauscht, weshalb man von einer «Tröpfcheninfektion» spricht. Bei Nebel kann sich die Infektionsfähigkeit dieser Tröpfchen besonders gut erhalten, was einer der Gründe für die Grippehäufung im Winter ist. Wenn Viren in lebende Zellen eindringen, gestalten sie deren eigenen Lebensprozesse so um, dass diese nun weitgehend nur noch dem Virus dienen. Insbesondere wird die Zelle auf Produktion von Viren umgestellt. Diese leihen sich also gewissermaßen Lebendigkeit und Fortpflanzungsmöglichkeit von den Zellen und letztlich den Organismen, die sie befallen. Die meisten Viren sind genetisch stabil, d.h. sie werden sehr genau von den befallenen Zellen kopiert und gleichen einander exakt.

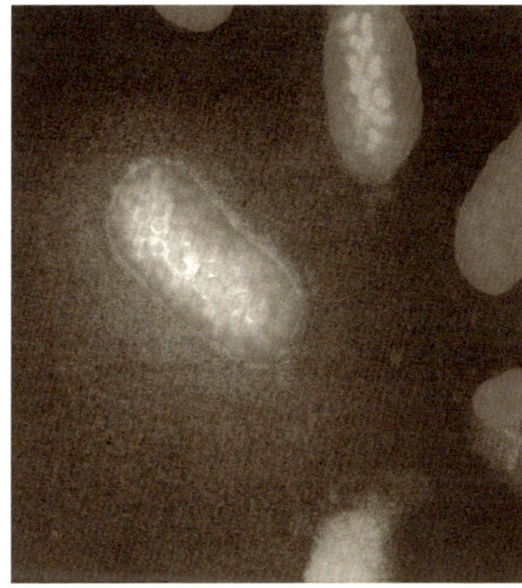

Elektronenmikroskopische Aufnahme von Grippeviren

Weshalb man mehrfach an Grippe erkranken kann

Wenn der Organismus sich einmal erfolgreich mit ihnen auseinandergesetzt hat, so ist er gegen eine erneute Infektion immun. Aus diesem Grund bekommt man in der Regel nur einmal im Leben Masern oder Röteln. Die Grippeviren verändern ihre Struktur durch genetische Mutationsvorgänge allerdings sehr stark, es entstehen dadurch immer wieder neue, etwas andersartig gebildete Grippeviren, die auch bei jemandem, der bereits einmal eine Grippe gehabt hat, erneut eine Grippe auslösen können. Deshalb

Keine dauerhafte Grippeimmunität

entsteht keine dauerhafte Grippeimmunität. Auf Grund genetischer Besonderheiten ist die Variabilität der Oberflächenstrukturen der Influenza-A-Viren besonders groß. Die mit dem Immunsystem interagierenden Virusstrukturen werden Antigene genannt (was nichts mit den die Verebung regelnden Genen zu tun hat). Durch so genannte «Antigenshift» können sich die Influenza-A-Viren schlagartig stark verändern und so für das Abwehrsystem vieler Menschen so neu seien, dass die Erkrankungswahrscheinlichkeit groß und die Ausbreitungsmöglichkeit der Viren hoch ist. Voraussetzung ist auf der anderen Seite allerdings immer auch, dass die Viren auf eine genügende Anzahl grippedisponierter Menschen treffen.

Die Bezeichnung der Grippeviren

Grippeviren werden mit einem Code aus Buchstaben und Zahlen gekennzeichnet, man liest diese z.B. auf Impfstoffen, bei denen angegeben wird, welche Virusstämme zur Gewinnung dienten und gegen welche dieser nun helfen soll. «H» steht in dem Code für das Hämagglutinin, ebenso ein Eiweißbestandteil des Virus wie die Neuraminidase «N». Die an den Buchstaben anschließende Zahl bezeichnet die jeweilige Variante des Eiweißkörpers. H- und N-Typ können unabhängig voneinander wechseln. Für die Grippesaison 1999/2000 spielen z.B. ein H3N2 und ein H1N1-Virus die wesentliche Rolle. Schließlich wird zur Kennzeichnung des Erregers immer noch der Ort genannt, in dem er erstmals isoliert wurde. Für die genannten aktuellen Viren sind das Sydney und Beijing (früher Peking). Allerdings muss der Ort der Erstisolierung nicht unbedingt mit dem Entstehungsort der neuen Virusvariante identisch sein. Es fällt auf, dass viele Virusstämme eine «asiatische» Ursprungsbezeichnung tragen. Mancher erinnert sich vermutlich auch noch an die «Hongkong-Grippe» von 1968 und die «russische Grippe» des Jahres 1977. Tatsächlich ließ sich belegen, dass alle Grippevirusstämme, die sich in den letzten Jahrzehnten weiter ausgebreitet haben, ihren Ursprung in China hatten.[7] Über die Ursache dieses eigenartigen Faktums lässt sich derzeit nur spekulieren. Unter Virologen hat sich derzeit folgende Annahme durchgesetzt: Influenzaviren kommen nicht nur beim Menschen,

Die meisten Grippeviren stammen aus Asien

Austausch von Grippeviren zwischen Mensch und Tier führt zu neuen Virustypen

sondern auch bei Schweinen, Haus- und Wasservögeln, seltener auch bei Pferden, Delfinen, Walen und Robben vor. Bei letzteren ist ein Massensterben der letzten Jahre auf eine Grippeerkrankungswelle zurückgeführt worden. Eine nahezu panikartige Reaktion folgte 1997/98 dem Auftreten mehrerer Grippefälle mit z.T. tödlichem Ausgang in Hongkong. Es ließ sich nachweisen, dass derselbe neue Virustyp bei Geflügel vorkam und nun auf den Menschen überwechselte. Ein solcher Artwechsel ist wahrscheinlich relativ häufig, so können sich umgekehrt auch Schweine an grippekranken Menschen anstecken. In Hongkong wurden alle Hühner und Enten getötet, und eine weitere Ausbreitung der Krankheit konnte dadurch tatsächlich verhindert werden.

Da in Hongkong und Südchina Menschen, Geflügel und Schweine relativ nah zusammen leben, wird angenommen, dass es hier besonders leicht zum Austausch von Viren zwischen verschiedenen Arten kommen kann. Aber auch in den USA wurde ein solcher Wirtswechsel beobachtet. 1976 kam es in Fort Dix, New Jersey, zu einem Auftreten von Grippeviren beim Menschen, die zuvor nur bei Schweinen bekannt waren. Damals wurde eine weltweite Ausbreitung befürchtet und eine Impfaktion gestartet, die allerdings wegen gehäufter lebensbedrohlicher Nebenwirkungen in Form des Reye-Syndroms, einer Erkrankung die Leber und Gehirn zerstören kann (s. auch das Kapitel über Acetylsalicylsäure), rasch wieder abgebrochen wurde. Dennoch blieben die Grippeerkrankungen auf Fort Dix beschränkt.

Das Verhältnis von Erreger und Mensch

Auch wenn man ganz offenkundig nicht bestreiten kann, dass ohne einen spezifischen Krankheitserreger die entsprechende Krankheit nicht auftreten kann, so reicht seine Anwesenheit allein aber nicht aus, das Auftreten in einem individuellen Fall zu erklären.

Selbst in Epidemiezeiten erkrankt nie die ganze Bevölkerung. Einzelne bleiben gesund, obwohl sie wie alle anderen Kontakt mit

Selbst die Aufnahme großer Erregermengen muss nicht zur Krankheit führen – der Selbstversuch Pettenkofers

dem Erreger hatten. Besonders eindrucksvoll wurde dies von Max von Pettenkofer gezeigt, einem bedeutenden Forscher des 19. Jahrhunderts, der sich vor allem mit der Erklärung und Verhütung von Seuchen beschäftigte und erster Lehrstuhlinhaber für Hygiene war. Es stand in heftiger wissenschaftlicher Auseinandersetzung mit Louis Pasteur, der bereits viele Krankheitserreger entdeckt hatte und in ihnen die einzige Ursache der Seuchen sah. Auch das Cholerabakterium wurde von Pasteur entdeckt, das er als Ursache der tödlichen Durchfallerkrankung ansah. Pettenkofer aber betrachtete die Cholera als Folge ungesunden Wassers und Bodens und vertrat die Ansicht, dass gute Wohnverhältnisse in trockenen, lichten Häusern bei guter Ernährung Schutz bieten würden und die von Pasteur entdeckten Erreger allenfalls Symptom der Cholera, nicht aber ihre Ursache seien. So ließ sich v. Pettenkofer schließlich von Pasteur eine Flasche mit (nach Ansicht Pasteurs) tödlicher Dosis Cholerabakterien schicken. Unerschrocken tranken Pettenkofer und sein Assistent öffentlich den Flascheninhalt, um zu beweisen, dass er nicht die Kraft habe, bei einem ansonsten gesund lebendem Menschen Cholera auszulösen. Tatsächlich blieb v. Pettenkofer vollkommen gesund. Für ihn war dies ein schlagender Beweis seiner «Terrain-Theorie», das nämlich «der Boden» über das Krankwerden entscheide. Interessanterweise – und das wird meistens nicht berichtet – erkrankte Pettenkofers Assistent für einige Tage an leichtem Durchfall, erholte sich aber rasch.

Angst erhöht das Ansteckungsrisiko

Nun könnte man im Sinne Pettenkofers annehmen, dass der – im Verhältnis zum berühmten Professor sicher vergleichsweise schlecht bezahlte – Assistent nicht ganz so komfortabel gewohnt haben mag wie Pettenkofer. Man könnte aber auch vermuten, dass er sich seinem Chef zuliebe an dem Experiment beteiligte, aber von der Richtigkeit der Theorie doch nicht ganz so überzeugt war wie der Meister. Eine gewisse Besorgnis über den Ausgang wäre ihm in diesem Fall nicht zu verdenken. Dies könnte ebenfalls erklären, dass er leicht erkrankte. Tatsächlich findet man nämlich in einer Vielzahl von Berichten, dass Pfleger von Seuchenopfern außergewöhnlich widerstandsfähig gegen eine Ansteckung zu

Furchtlosigkeit kann vor Ansteckung schützen

sein schienen, wenn sie furchtlos waren, dass die Ängstlichen aber meist rasch von der Krankheit niedergestreckt wurden. Sehr eindrucksvoll schildert dies z.B. Mahatma Gandhi[8] in seiner Autobiografie. Er hat zu einer Zeit Pestkranke gepflegt, als es noch keine Antibiotikatherapie gegen den schwarzen Tod gab. Er und seine furchtlosen Helfer wurden nicht angesteckt, obwohl sie die Kranken wuschen und betteten, eine Krankenschwester dagegen, welche kaum Berührung mit den Patienten hatte und zur Vorbeugung Brandy trank (ein damals durchaus gebräuchliches Vorgehen), starb dagegen bald.

Angst wirkt ansteckend

Unter den seelischen Regungen ist es besonders die *Angst*, die ansteckend wirkt, von einem Menschen auf den anderen überspringen kann (zwar gibt es auch ansteckende Freude, ansteckendes Lachen, diese tun sich aber offenkundig schwerer, andere zu «infizieren»). Ängste können sich durchaus epidemisch ausbreiten, und sie tun dies besonders auch, wenn eine Seuche herannaht. Literarisch wurde diese Thematik von Albert Camus in seinem berühmten Roman «Die Pest» aufgegriffen. Teilnehmer des Zweiten Weltkrieges berichten immer wieder, dass eine infektiöse Gelbsucht (Hepatitis A) sich schlagartig immer vor einem geplanten Angriff – der natürlich für die Frontsoldaten mit größter Todesgefahr einherging – ausbreitete. Gerade auch schwere Grippe-Pandemien fielen oft in Zeiten großer Verunsicherung durch Kriegseinwirkungen, wirtschaftliche und soziale Probleme usw. Solche Umstände betreffen naturgemäß ganze Völker, ja z.T. die gesamte Weltbevölkerung.

Ohne den Einfluss des Erregers leugnen zu wollen, können diese Faktoren dazu beitragen, dass nur zu bestimmten Zeiten aus der immensen Zahl der stets neu gebildeten Grippevirusstämme Einzelne sich über die ganze Erde ausbreiten können.

Schließlich soll noch auf einen zunächst ganz abgelegen anmutenden Aspekt geblickt werden, der für die zeitliche Ordnung der Grippepandemien bedeutsam sein könnte. Es wurde bereits erwähnt, dass der wissenschaftliche Name «Influenza» auf die heute zunächst so unwissenschaftlich klingende Annahme zurückgeht, die Grippe sei Folge des Einflusses («influenza») der Sterne.

Bestimmen kosmische Faktoren die Rhythmik der Grippepandemien?

Warum kommen Grippe-Pandemien in regelmäßigen Abständen?

Auch wenn viele der aufgezeigten Faktoren wie einseitige Kopftätigkeit, Überforderung oder Ängste Zeitprobleme sind, die große Teile der Bevölkerung betreffen, erklärt dies nicht die erstaunlich regelmäßige Wiederkehr von Grippepandemien, die sich über die ganze Erde ziehen. Im 20. Jahrhundert erschienen diese Seuchenzüge in ziemlich regelmäßigem 10- bis 11-Jahresabstand, wobei allerdings einige kleinere Verschiebungen vorkamen und die letzte nach diesem Rhythmus 1990 zu erwartende Pandemie ausgeblieben ist. Es sind zwar von virologischer Seite Hypothesen darüber gebildet worden, warum es gerade etwa 10 Jahre dauern soll, bis ein neuer Virustyp auftritt, der die Weltbevölkerung bedroht, sehr überzeugend sind die Argumente aber nicht. Es ist aus diesen Überlegungen heraus schwer einzusehen, warum nicht ein anderes zeitliches Intervall für die Entstehung eines neuen Virustyps möglich sein soll.

Grippepandemien fallen in Zeiten maximaler Sonnenflecken-aktivität

Wenn man den Blick weitet und vorurteilsfrei auf das Phänomen blickt, erscheint eine recht erstaunliche Korrelation. Es fielen nämlich alle Grippepandemien im 20. Jahrhundert mit Zeiten maximaler Sonnenfleckenaktivität zusammen. An der Oberfläche der Sonne lassen sich mit geeigneten optischen Instrumenten «Flecken» nachweisen, an denen die Sonne dunkler erscheint. An diesen Stellen treten an der Sonnenoberfläche starke magnetische Felder auf, durch welche die Strahlung der Sonne zurückgestaut wird. In diesen Regionen kommt es andererseits häufig auch zu gewaltigen Eruptionen, bei denen Sonnenmaterie ins Weltall geschleudert wird. Die Zahl und Ausdehnung dieser Flecken, die mit der magnetischen Aktivität der Sonne korrespondiert, unterliegt – aus noch nicht befriedigend geklärten Ursachen – einer regelmäßigen Rhythmik. Alle 11 Jahre erreichen sie ein Maximum an Ausdehnung und Intensität, das um mehr als das Zwanzigfache über dem Minimum liegen kann. Im Verlauf des 20. Jahrhunderts neigten

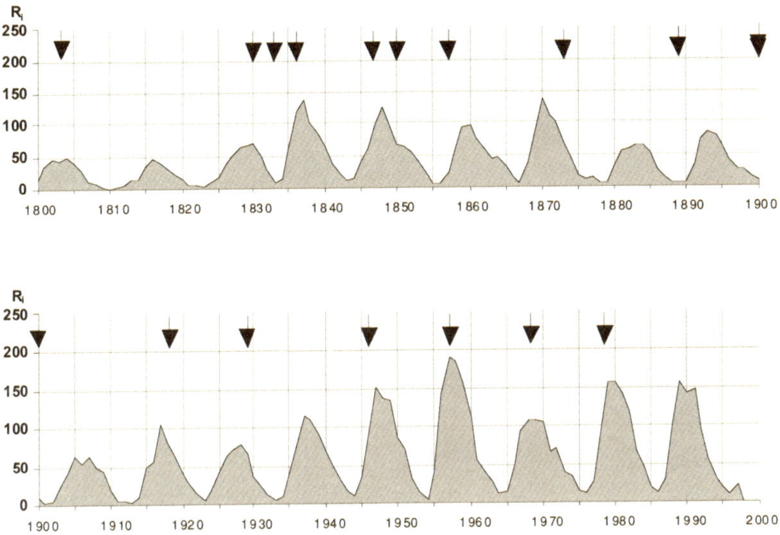

Der Zusammenhang von Grippepandemien und Sonnenflecken im 19. und im 20. Jahrhundert. Die Sonnenflecken-Aktivität wird durch Jahresmittelwerte der internationalen Sonnenflecken-Relativzahl (R_i) beschrieben, ein 1852 von Rudolf Wolf entwickeltes Standardmaß zur visuellen Beurteilung der Sonnenaktivität, das bis heute in der internationalen Sonnenüberwachung gebräuchlich ist. Die schwarzen Pfeile ordnen die Grippepandemien den von Suitbert Ertel[8a] erhobenen Jahreszahlen zu. (Die Graphik wurde freundlicherweise von H. Ramm zur Verfügung gestellt.)

die Sonnenfleckenzyklen zur Verkürzung, sodass sich derzeit nahezu alle 10 Jahre ein Maximum zeigt, auch hat die Intensität der Maxima zugenommen.

Einem heutigen Naturwissenschaftler erscheint zunächst die Aussage, Sonnenfleckenaktivität und Grippepandemien seien ursächlich miteinander verbunden, von ähnlicher Qualität zu sein wie die Behauptung, der Klapperstorch bringe die Kinder. Tatsächlich ist die beschriebene Korrelation aber so regelmäßig, dass sie statistisch signifikant ist, das heißt, eine zufällige Übereinstimmung ist wenig wahrscheinlich. Diese Verhältnisse wurden in einer der renommiertesten Wissenschaftszeitschriften, der «Nature»,

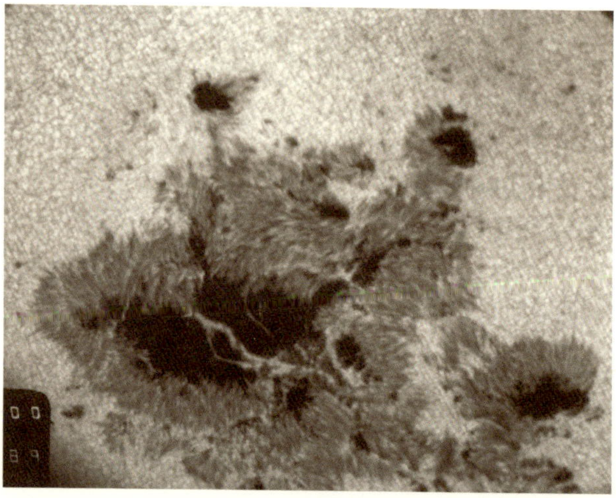

Durch ein Teleskop fotographierte Sonnenflecken

ausführlich diskutiert[9 10 11], wobei sich zeigte, dass die strenge Korrelation der sieben Pandemien im 20. Jahrhundert durch größere Unregelmäßigkeiten im 19. Jahrhundert erschüttert wurde. Eine sehr gründliche Analyse der Daten des 18., 19. und 20. Jahrhunderts bestätigte aber schließlich den statistisch eindeutigen Zusammenhang.[12] Sowohl diese Literaturhinweise wie auch den ersten Hinweis auf den beschriebenen Zusammenhang verdanke ich dem Artikel «Zur kosmologischen Symptomatologie der Grippe» von Hartmut Ramm.[13] Dieser Autor hat auch das wichtige Buch «Der Sonne dunkle Flecken» (Dornach, 1998) geschrieben, in dem das Phänomen der Sonnenflecken umfassend dargestellt und in einen größeren Zusammenhang eingeordnet wird.

Ursache jedoch rätselhaft

Auch wenn man einen Zusammenhang zwischen Sonnenfleckenaktivität und Grippepandemien offensichtlich anerkennen muss, bleibt doch sehr rätselhaft, wie er zu Stande kommt. Es ist offenkundig, wie sehr alles Leben auf der Erde von der Sonne abhängt. Sie spendet uns Licht und Wärme, die Substanzbildung der Pflanze, von der auch die Tiere und wir Menschen abhängig sind, ist ganz auf die Sonne angewiesen. Und auch Kohle, Öl und Erdgas sind aus Pflanzen entstanden, die vor Urzeiten Sonnenenergie in Substanz gebunden haben. Unsere Jahreszeiten sind durch den im Jahreslauf unterschiedlichen Winkel zwischen Erdoberfläche und Sonne bedingt – solche starken Einflüsse erkennt jeder an, aber dass die geringe Fläche der Flecken auf der Sonne ein Krankheitsgeschehen auf der Erde beeinflussen soll, erscheint den meisten Fachleuten als irrwitziger Mystizismus. Andererseits hat sich die Überzeugung der Wirkung scheinbar schwacher kos-

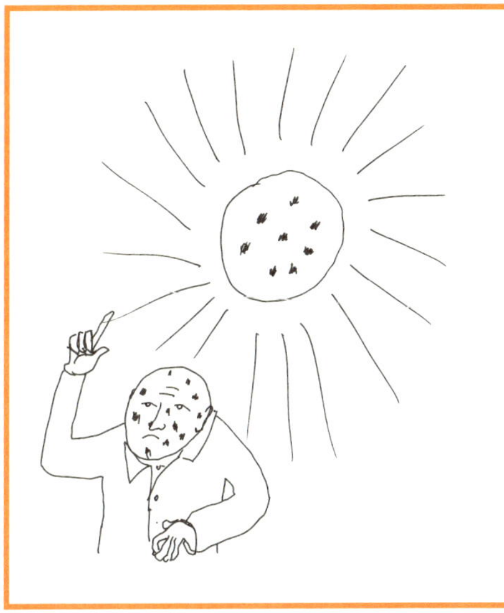

mischer Einflüsse inzwischen weit ausgebreitet. Es gibt starke Hinweise darauf, dass in Abhängigkeit von den Mondphasen unterschiedliche Holzqualitäten entstehen, dass selbst das Geburtsgeschehen in gewissem Ausmaß vom Mond abhängig ist. Es ist sogar schon ein dickes, streng wissenschaftliches Fachbuch erschienen, in dem eine Unzahl wissenschaftlich nachgewiesener Mondabhängigkeiten bei Lebewesen beschrieben ist. Das Buch trägt den provokativen Titel: »Biologie des Mondes«.[14] Vor diesem Hintergrund kann man die Annahme von Mondwirkungen auf Lebensgeschehen auf der Erde heute nicht mehr als Spinnerei abtun, wie dies noch vor wenigen Jahren üblich war. Insofern sollte man sich vorurteilsfrei auch auf unerwartete Sonneneinflüsse einlassen, auch wenn dies zu einer Renaissance der mittelalterlichen Annahme einer tatsächlichen «influenza», eines Einflusses des Kosmos auf das Grippegeschehen führt.

Bestätigt sich Paracelsus' Aussage: «Wie oben so unten»? – Sonnenflecken haben Einfluss auf das Krankheitsgeschehen auf der Erde.

Wer das Glück hatte, die totale Sonnenfinsternis im Sommer 1999 bei unbedecktem Himmel zu erleben, dem wird wahrscheinlich ohnehin fühlbar sein, dass Sonne und Erde in einer sehr tiefen Weise verbunden sind. Schon die verblüffende Übereinstimmung der scheinbaren Flächen von Sonne und Mond, die nur vom Beobachtungsstandpunkt auf der Erde aus gilt und für die es keine einsehbare astronomische «Notwendigkeit» gibt, zeigt, wie genau der Kosmos «komponiert» ist.

Wirkung der Sonnenflecken auf die Erde unbestritten

Prinzipiell sind Wirkungen der Sonnenflecken im Bereich der Erde unbestritten. Man kann dies schon beim Radio- und Fernsehempfang oder beim Funkverkehr bemerken, die in Zeiten hoher Sonnenfleckenaktivität gestört sein können. Auch können empfindliche elektronische Geräte in Zusammenhang mit den «Magnetstürmen», die mit den Sonnenflecken verbunden sind, ausfallen, wie es sich im Sommer 2000 gelegentlich gezeigt hat. Noch viel eindrucksvoller ist das Erscheinen von Polarlichtern.[15] Diese kommen durch die Wechselwirkung von Kräften, die von der Sonne ausgehen, mit dem Erdmagnetfeld zu Stande. Im Jahr 2000 befinden wir uns wieder in einer Zeit höchster Sonnenfleckenaktivität, was dazu führt, dass Polarlichter, die sonst – ihrem Namen entsprechend – nur im hohen Norden oder tiefen Süden zu sehen sind, in diesem Jahr sogar in Süddeutschland beobachtet werden konnten. Auch Einflüsse der Sonnenflecken auf das Wetter, das Keimungsverhalten von Pflanzen, das Wachstum von Bäumen, das Fressverhalten von Termiten und die Flugaktivität von Insekten wurden wissenschaftlich belegt. In vielfacher Hinsicht kann man davon sprechen, dass im Sonnenfleckenmaximum eine vermehrte Unruhe auf verschiedenen Ebenen auf der Erde einsetzt.

Bereits Rudolf Steiner sah veränderte Sonnentätigkeit als Ursache gesteigerter Grippedisposition

Rudolf Steiner, der Natur- und Geisteswissenschaftler, der die Anthroposophie begründet hat, sah schon 1920 – also längst bevor der Zusammenhang statistisch offenbar wurde – eine veränderte «Sonnentätigkeit» als Ursache einer Disposition für die Grippe.[16] Hartmut Ramm weist darauf hin, dass in der Begrifflichkeit der damaligen Naturwissenschaft «Sonnentätigkeit» unserem heutigen Begriff der «Sonnenfleckenaktivität» entspricht. Konkret wird die Neigung, an einer Grippe zu erkranken, nach Rudolf Steiner durch eine Beeinflussung des funktionellen Verhältnisses von Kopf und Brust bewirkt. Am Rande sei bemerkt, dass sich schon mehrfach zunächst sehr befremdlich erscheinende Aussagen Steiners zur Entstehung von Krankheiten bestätigt haben, so z.B. seine Aussage, dass Fleischverfütterung an Rinder dazu führen müsse, dass diese Herde «verrückt» würde. Dies wurde später darauf bezogen, dass bekanntlich Fleischmehlverfütterung zur Entstehung des Rinderwahnsinns (BSE) geführt hat. Vielleicht sind auch die Aussagen Steiners über Grippe und Sonnenaktivität ein Beispiel dafür, dass zunächst unverständliche Aussagen nach Jahrzehnten bestätigt und verstehbar werden. Eine ganze Anzahl solcher Fälle hat Friedwart Huseman in seinem Buch «Rudolf Steiners Entwicklung»[17] dokumentiert.

Weitere Aussagen, die sich bestätigt haben

In der anthroposophischen Medizin wurden vielfältige Bezüge

zwischen Sonne und Herz erarbeitet, jenem Organ, das pro Volumeneinheit weit mehr Wärme freisetzt als alle anderen Organe. So wie die Sonne Wärmezentrum unseres Planetensystems ist, ist dies das Herz im menschlichen Organismus. Das Herz ist auch das Organ des Mutes, nicht ohne Grund erhielt ein besonders Mutiger, «Beherzter» den Beinamen «Löwenherz». Es wurde schon angedeutet, dass einseitige intellektuelle Tätigkeit und Sinnes-Überlastung bei Vernachlässigung der «Herzkräfte», des fühlenden Miterlebens der Welt beim Einzelnen zur Grippe disponieren kann. Andererseits wurde die Rolle von Ängsten bei Infektionsgeschehen geschildert und wie beherztes, mitleidvolles Handeln (z.B. Gandhis bei den Pestkranken, des heiligen Franziskus bei den Aussätzigen usw.) einen – zumindest partiellen – Schutz vor Ansteckung bewirken kann. Man erlebt in der Praxis, dass dies offenkundig nicht nur bei Pest und Aussatz, sondern auch bei der Grippe der Fall ist.

Bezüge zwischen Sonne und Herz

Ungleichgewicht von «Kopf- und Herzkräften» macht für Grippe anfällig

Verkürzend könnte man davon sprechen, dass gewissermaßen eine Rückstauung von Herzkräften durch Kopfkräfte anfällig für die Grippe macht. Wenn man dieses Bild einmal so stehen lassen möchte, so könnte man eine Entsprechung sehen zwischen den Kopfkräften des Menschen und den magnetischen Kraftwirkungen auf der Sonne, die das flutende Licht zurückstauen, in welchem man eine Entsprechung der erwärmenden und lichtvollen Herzkräfte erleben kann. Diese Kräfte sind es aber gerade, die für die Gesundheit im Bereich der Lunge und Atemwege wichtig sind, der für eine Auskühlung besonders empfindlich ist. Dieser Vergleich soll nicht zu der Annahme verleiten, die intellektuellen Kräfte und Sinneswirkungen seien gering zu schätzen, sie sind im Gegenteil für den Menschen sehr wesentlich, sie sollten im Gesunden lediglich in einem Gleichgewicht aufgehoben sein. Eine Überbelastung des Sinnesbereiches durch Fernsehen, Computerarbeit, Werbung in einer sich zunehmend «herzloser» zeigenden Welt, droht die Gewichte einseitig zu verschieben.

Ein notwendiges Gleichgewicht muss gefunden werden

Diese Betrachtung mit ihrer Verschränkung des Blicks auf Kosmos und Mensch mag zunächst befremden, der Mensch ist aber aus der Entwicklung des Kosmos hervorgegangen. Während dies für die

Mensch und Kosmos sind aufeinander bezogen, sie entstammen einer gemeinsamen Entwicklung

heutige naturwissenschaftliche Anschauung immerhin materiell gilt – alle Substanz entstammt kosmischen Sternenprozessen, die als «Kernfusionsvorgänge» begriffen werden –, so gilt dies für die anthroposophische Menschen- und Naturanschauung noch grundsätzlicher. Ihr zufolge hat der Mensch – der allerdings dabei nicht in seiner heutigen Gestalt gedacht werden darf, sondern als geistiges Wesen zu verstehen ist – in einer der heutigen Stofflichkeit vorausgehenden Weise von Anfang an die Entwicklung der Welt begleitet und sich selbst dabei entwickelt.[18] Etwas von dieser grundlegenden Verwandtschaft klingt auch bei Pierre Teilhard de Chardin an, der die gesamte kosmische Entwicklung auf den Menschen hin und über ihn hinaus zu Christus streben sieht.[19] Die Anschauung, dass der Mensch mit jeder Erscheinung des Kosmos verwandt ist, ja sich selbst durch die Stufen der kosmischen Erscheinungen hindurch entwickelt, ist ein Gehalt der Tiefenschicht fast aller Religionen (Andeutungen finden sich z.B. auch im Buch Hiob).

Besonders schön wird dies in einem Gedicht des islamischen Mystikers Maulana Dschelaleddin Rumi ausgesprochen, das im 13. Jahrhundert entstand und das neben der Verwandtschaft mit allen Wesen den Entwicklungsaspekt des Menschen durch Äonen wie auch das Geheimnis der Wiederverkörperung mitumfasst:

> Siehe, ich starb als Stein und ging als Pflanze auf,
> Starb als Pflanze und nahm drauf als Tier den Lauf.
> Starb als Tier und ward ein Mensch. Was fürcht ich dann,
> Da durch Sterben ich nie minder werden kann!
> Wieder, wann ich werd´ als Mensch gestorben sein,
> Wird ein Engelsfittich mir erworben sein,
> Und als Engel muss ich sein geopfert auch,
> Werden, was ich nicht begreif': ein Gotteshauch.[20]

Zwar ist hier die Beziehung zu den Planeten nicht unmittelbar ausgesprochen, doch liegt sie der Beziehung zu den verschiedenen Naturreichen implizit zu Grunde, zumindest insoweit man sich die anthroposophische Auffassung zu Eigen macht, dass die genannten Naturreiche in Zusammenhang mit differenzierten planetaren Entwicklungsstufen angelegt wurden.

«Pathologie der Sonne» beeinflusst Pathologie des Menschen

Wenn man den Menschen so als ein Wesen erlebt, das in Beziehung zu allem Geschehen im Kosmos steht, so kann man sich vorstellen, dass eine «Pathologie der Sonne» zumindest die Neigung zu ähnlichen Vorgängen im Menschen hervorruft. Es könnten dann durch kosmische Vorgänge wie die Sonnenflecken tatsächlich im Menschen vorhandene Einseitigkeiten so verstärkt werden, dass zumindest ein größeres Risiko für einen Krankheitsausbruch besteht. Ebenso wie der Kontakt mit Krankheitserregern aber nicht bei jedem zum Krankheitsausbruch führt, ist selbstverständlich auch bei einer entsprechenden kosmischen Konstellation ein Krankheitsausbruch nicht zwingend. Vielfältige individuelle Faktoren gehen sicher modifizierend ein. Auch Steiner betont bereits, dass nur diejenigen für eine weitere Störung ihres «Kopf-Brust-Rhythmus» durch die veränderte Sonnentätigkeit empfänglich seien, bei denen er bereits gestört ist.

Kein Automatismus zwischen Himmelserscheinung und Krankheitsentwicklung!

Es wäre also ganz falsch, einen Automatismus zwischen Himmelserscheinung und irdischer Krankheitsentwicklung anzunehmen. Zu Fatalismus besteht keinerlei Anlass. Wohl aber mögen diese Ausführungen vielleicht zumindest ahnen lassen, wie die statistisch gesicherten Zusammenhänge ursächlich bedingt sein mögen und es zu Stande kommt, dass große Menschenmengen für eine epidemische Krankheit anfällig werden. Dabei soll auch nicht verschwiegen werden, dass die Annahme solcher Zusammenhänge auch unter anthroposophischen Ärzten kontrovers diskutiert wird und viele Forschungsfragen offen sind.

Der Schnupfen

Ein Schnupfen hockt auf der Terrasse,
auf dass er sich ein Opfer fasse

– und stürzt alsbald mit großem Grimm
auf einen Menschen Namens Schrimm.

Paul Schrimm erwidert prompt: Pitschü!
und hat ihn drauf bis Montag früh.

Christian Morgenstern

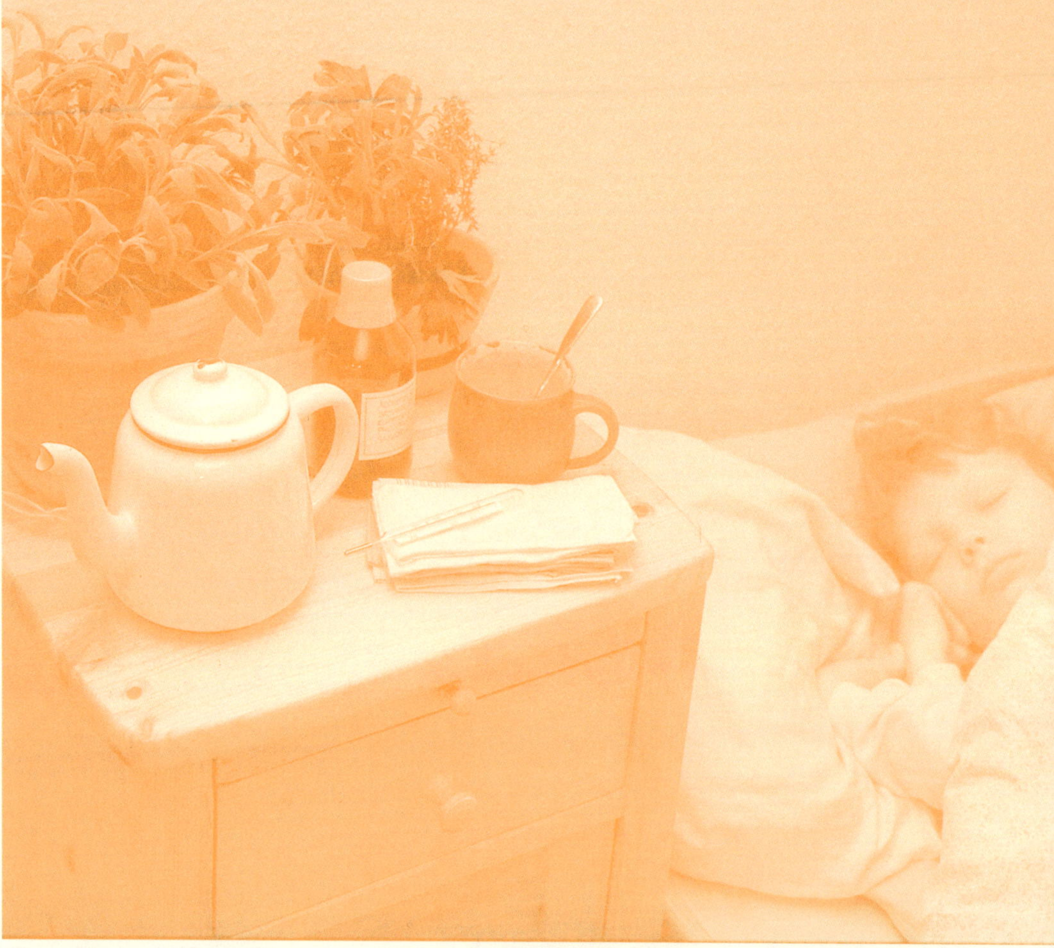

Die Behandlung von Grippe und Erkältungskrankheiten

Was kann man nun tun, wenn man das Heraufziehen einer Erkältung oder einer Grippe bemerkt?

Von Medikamenten, die zum Teil sehr rasch helfen können, soll noch die Rede sein. Sehr wesentlich sind aber auch nicht-medikamentöse Anwendungen. Zentrale Maßnahme zur Stabilisierung der Wärme ist Bettruhe. Bei unzureichender Wärmeentwicklung ist ein ansteigendes Bad oder Öldispensionsbad wohltuend. Ist das Fieber aber belastend hoch, so kann mit Wadenwickeln oder Klistier gegenreguliert werden. Verschiedene Kräutertees können Beschwerden lindern und auch die richtige Ernährung kann dazu beitragen, dass die Krankheit bald gut überwunden wird.

Stabilisieren der Wärme. Bettruhe

Erste Krankheitszeichen

Von zentraler Bedeutung ist ein richtiger Umgang mit der Wärme. Häufig ist ein Gefühl des Fröstelns erstes Krankheitszeichen. Dem sollte man nachgeben und sich warm halten. Zumindest, wenn wirklich Fieber oder stärkeres Krankheitsgefühl auftritt, sollte man sich ins Bett legen. Sehr angenehm kann es sein, wenn dieses mit zwei Wärmflaschen vorgewärmt wurde.

Bettruhe ist angesagt!

Wenn eine Ursache der Grippe in einer überfordernden Einseitigkeit des Lebens besteht, so ist die Bettruhe, das radikale Heraustreten aus dem Alltag und seinen Verpflichtungen eine sachgemäße Reaktion, um wieder zu sich zu kommen. Wenn es einem wieder besser geht, kann die Bettruhe die lang ersehnte Möglichkeit bieten, wieder einmal ein Buch zu lesen, nachzudenken, welche neuen Schritte man im Leben tun möchte usw. Wer als Kind erlebt hat, dass sich die Mutter ans Bett des kranken Kindes setzt, ihm eine Geschichte erzählt oder einfach nur ruhig da ist, der verbindet gute Erinnerungen mit der Bettruhe. An diesem Beispiel wird aber schon deutlich, dass der Sinn der Bettruhe nur erfüllt werden kann, wenn es jemanden gibt, der den Kranken pflegt. Muss er selbst aufstehen, das Essen zubereiten, die Decke ausschütteln, so ist die Gefahr, sich zusätzlich zu «erkälten», groß und kann keine wirkliche Ruhe entstehen. Es ist für den Kranken ungemein wohltuend, wenn er diese Aufgaben abgenommen bekommt. Man wird auch staunen, welchen Einfluss es auf das Befinden hat, wenn ein schöner Blumenstrauß oder ein Bild so aufgestellt wird, dass der Kranke diese vom Bett aus sehen kann. Man kann erleben, dass von einer einfachen Wahrnehmungen des Schönen Heilungskräfte ausgehen. Man kann aber auch empfinden, dass die Vielfalt der Eindrücke beispielsweise beim Fernsehen gerade nicht gut tut, Kopfschmerzen auslösen kann, entkräftet.

Pflege ist wünschenswert

Gefahren durch ständiges Liegen

So wichtig Bettruhe ist, so kann sie aber auch Gefährdungen mit sich bringen. In der Ruhe werden die Beinvenen geringer vom Blut durchströmt, was ungünstigenfalls zu Thrombosen führen kann, die mit der Gefahr einer Verschleppung von Gerinnseln verbunden

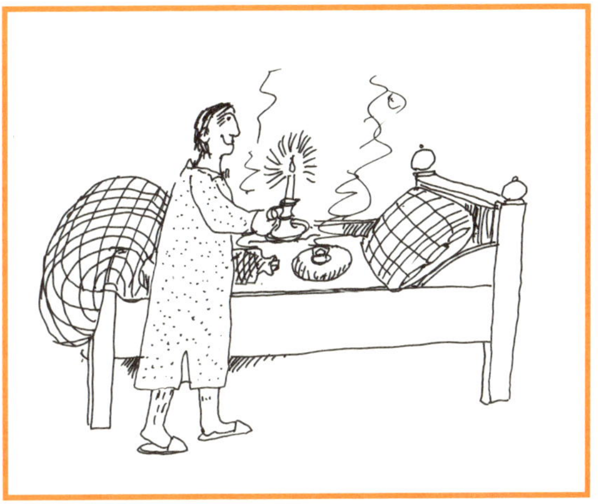

sein können, was zur gefährlichen Lungenembolie führt. Bei besonderer Gefährdung wie vorausgegangenen Thrombosen, Thromboseneigung in der Familie, «Krampfadern» oder einer längeren Liegedauer müssen unter Umständen blutgerinnungshemmende Maßnahmen (z.B. Heparin-Spritzen) getroffen werden. Auch wenn die Thrombosegefahr mit steigendem Lebensalter ansteigt, können prinzipiell auch junge Menschen betroffen sein. Bei Kindern stellen sie dagegen ausgesprochene Raritäten dar.

Zentrale Maßnahme zur Stabilisierung der Wärme ist Bettruhe

Wenn die genannten Risikofaktoren nicht bestehen, genügt es bei kürzerer Bettruhe meistens, wenn man regelmäßig alle zwei Stunden (z.B. für den Gang zur Toilette, sonst auch ohne äußeren Anlass) aufsteht (selbstverständlich muss man sich – z.B. durch einen Bademantel – vor Auskühlung schützen), um etwas zu gehen, im Bett gelegentlich mit erhobenen Beinen «Rad fährt» und auf Pflege der Beine achtet. Ich empfehle bei längerer Bettruhe dem Waschwasser Aesculus/Prunus-Essenz zuzusetzen und Lotio Rosmarini cum Cupro im Bereich der Waden und Oberschenkel einzureiben. Im Zweifel sollte man aber mit seinem Hausarzt sprechen, um die Frage weitergehender Maßnahmen zu klären.

Zwischendurch kurz aufstehen

Die Möglichkeit schwerer Grippekomplikationen am Herzen wurden bereits erwähnt. Sollte es zu verstärkter Abgeschlagenheit oder gar Atemnot kommen, nachdem die ursprünglichen Krankheitserscheinungen schon gebessert waren, so ist immer auch an diese Möglichkeit zu denken. Zu den wesentlichsten Maßnahmen gehört hier auch die strikte körperliche Schonung und zumindest in der ersten Zeit Bettruhe.

Weitere Komplikationen

Bäder

Ein «ansteigendes» Bad

Verbreitet ist es auch, ein «Erkältungsbad» zu nehmen. Vor allem, wenn man es selbst nicht schafft, Fieber zu entwickeln, kann ein so genanntes «ansteigendes» Bad angenehm sein. Es wird dazu die Badewanne zunächst etwa halb mit körperwarmem Wasser gefüllt. Nach dem Hineinsteigen lässt man langsam warmes Wasser nachlaufen, bis eine Temperatur von etwa 39 °C erreicht ist. Das Bad sollte nicht zu lange ausgedehnt werden, nach spätestens 20 Minuten sollte man ins vorgewärmte Bett gehen. Es ist aber zu beachten, dass Vollbäder den Kreislauf belasten, weshalb man bei auch nur geringen Zeichen der Kreislaufschwäche (z.B. Schwarzwerden vor Augen beim Aufstehen, Schwindel oder gar Atemnot) nicht baden darf. In jedem Fall sollte eine zweite Person anwesend sein, die ggf. helfen kann und einem auch die «Aufräumungsarbeiten» abnimmt, damit man nach dem Bad nicht auskühlt. Dem Badewasser kann ein Erkältungsbadezusatz z.B. mit Thymian-, Eucalyptus- oder Fichtennadelöl zugesetzt werden.

«Öldispersionsbad»

Eine besonders wirksame Badeform stellt das so genannte «Öldispersionsbad» oder – nach dem Namen des Erfinders – «Jungebad»[21] dar. Hierfür wird eine besondere Apparatur aus Glas benötigt, die leider nicht billig ist. Der Preis liegt mit nahezu 500,– DM für die Grundausstattung ziemlich hoch, wenn auch die Folgekosten gering sind. In einer Art Turbine aus Glas strömt das Badewasser in das Gerät ein und erzeugt einen Wirbel, in dessen Zentrum eine Düse mündet, durch die das Badeöl einfließt. Dieses besteht meist aus Olivenöl, in dem ätherische Öle gelöst sind, in einigen Fällen dient auch Erdnussöl als Grundlage oder wird Leinöl verwendet. Da im Wirbelinneren enorme Flussgeschwindigkeiten herrschen, werden die Öltröpfchen fein verteilt (ähnlich dem Fett in der Milch), zum Teil breitet sich das Öl aber auch an der Wasseroberfläche aus und umhüllt den Körper des Badenden beim Hineinsteigen in die Wanne. Es wurde nachgewiesen, dass auf diese Weise besonders große Anteile des ätherischen Öls durch die Haut hindurch in das Blut des Badenden aufgenommen werden.

Auch wenn die Wassertemperatur unter der Körpertemperatur liegt, ruft das Öldispersionsbad eine Temperaturerhöhung hervor, welche die Überwindung der Erkältung unterstützt. Es scheint, als würde die durch das Öldispersionsbad lediglich *angeregte* Entwicklung von Eigenwärme besser helfen als die Wärmezufuhr von außen im gewöhnlichen ansteigenden Bad. Auch ist beim Öldispersionsbad die Kreislaufbelastung geringer, dennoch sollten aber die genannten Vorsichtsmaßnahmen beachtet werden. Als Badeöle eignen sich bei katarralischen Erscheinungen vor allem Thymian (Thymus, Ol. aeth. 5 %) oder Fichtennadelöl (Pinus pumilio, Ol. aeth. 10 %). Stehen Muskelschmerzen im Vordergrund, kann Birken-Rheumaöl mit Arnika sehr empfohlen werden. Voraussetzung ist allerdings, dass keine Überempfindlichkeit der Haut gegen Arnika vorliegt. Wenn man keine Öldispersionsapparatur besitzt, kann man sich notfalls auch behelfen, indem eine Saft- oder Mineralwasserflasche halb mit warmem Wasser gefüllt wird, in die man 1 – 2 TL des Öls eingießt, einige Minuten kräftig schüttelt und schließlich die milchige Flüssigkeit in das warme Badewasser gibt.

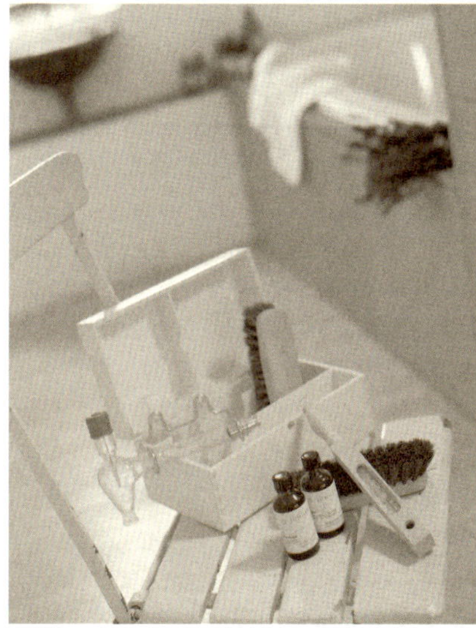

Öldispersionsbadeapparatur mit Zubehör

Senffußbad

Wärme wird am richtigen Ort verankert

Wenn wir gesund sind, haben wir einen klaren, kühlen Kopf. Bei der Grippe drängt Blut in ihn hinein, oft ist er rot, es pocht in ihm, die Schleimhäute schwellen und sondern vermehrt Flüssigkeit ab. Solche starken Flüssigkeitsabsonderungen sind in gesunden Tagen nur unterhalb des Zwerchfells zu Hause, wo für gewöhnlich kein Bewusstsein herrscht. Der Darm produziert große Mengen Verdauungssäfte und ist in steter Bewegung. In der Grippe schlagen

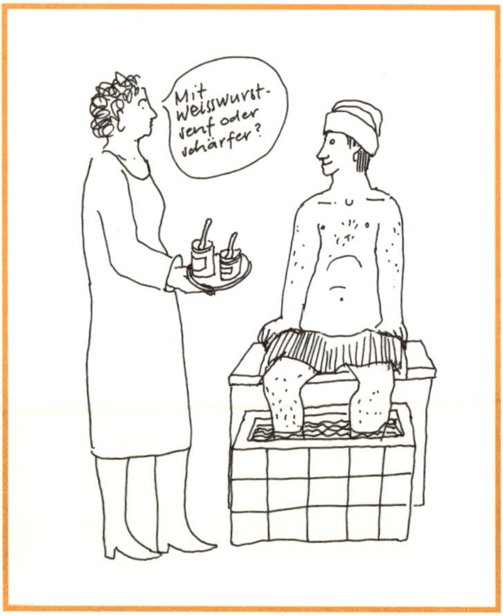

Prozesse aus dem unteren Menschen in den oberen hoch. Ein Senfmehlfußbad kann dazu beitragen, dass die Wärme, die sich am falschen Ort austobt, wieder im unteren Menschen verankert wird. Deshalb führt diese Anwendung rasch zur Befreiung des Kopfes, drückende Schmerzen lassen nach und man beginnt sich wohler zu fühlen.

Ein Senffußbad kann auch in Fällen gegeben werden, in denen kein Vollbad genommen werden kann. Lediglich bei offenen Hautwunden im Fuß- und Unterschenkelbereich oder bei entzündlichen Hauterkrankungen sollte man es nicht anwenden. Man gibt in eine Fußbadewanne oder einen Eimer etwa vier gehäufte Esslöffel voll Senfmehl, das nicht zu lange (möglichst nicht länger als sechs Monate nach dem Mahlen) gelagert sein sollte. Gutes Senfmehl erhält man in der Regel in der Apotheke. Die Dosierung ist dann richtig, wenn das Wasser deutlich nach Senf riecht. Das Wasser darf keinesfalls mehr als körperwarm sein, da die wirksamen Senföle durch ein Enzym (Myrosinase) freigesetzt werden, das durch höhere Temperaturen inaktiviert wird. In dieses Senfwasser streckt man die Füße bis zur Mitte der Unterschenkel solange, bis eine Hautrötung eintritt. Wenn man die aufsteigenden Senfdämpfe einatmet, wird eine verstopfte Nase häufig rasch frei. In der Regel ist eine ausreichende Hautreaktion nach zehn Minuten erreicht, bei empfindlicher Haut kann dies schon nach fünf Minuten der Fall sein. Lässt man die Füße zu lange im Wasser, so kann es zu Verbrennungen kommen, die man vermeiden muss. Die Füße werden abgespült, damit keine Senfanhaftungen zurückbleiben, man kann sie dann noch mit einem Öl einreiben. Anschließend sollte man sich mindestens eine halbe Stunde hinlegen, wenn es nicht ohnehin angezeigt ist, Bettruhe einzuhalten.

Tee

Auch von innen sollte man wärmen, indem man heißen Tee trinkt. Gleichzeitig wird hierdurch Flüssigkeit zugeführt, die man braucht, um den zähen Schleim zu verflüssigen, den die Schleimhäute absondern. Beim Fieber geht sehr viel Flüssigkeit durch unbemerkte Verdunstung und Schweiß verloren. Der Flüssigkeitsbedarf ist individuell je nach Alter, Körpergröße, Temperatur usw. unterschiedlich. Sinnvoller als eine bestimmte Mindesttrinkmenge anzugeben, ist daher die Beachtung der Urinfarbe. Trinkt man zu wenig, so wird der Urin dunkelfarbig, da er sehr konzentriert ist. Lässt man ihn stehen, so bilden sich am Boden häufig sogar ziegelmehlfarbige Massen, unter anderem aus Mineralien und Harnsäure, die sich abscheiden. Dies ist ein Hinweis darauf, dass viel zu wenig getrunken wurde. Im Extremfall kann es sogar innerhalb der Niere zur Kristallbildung kommen, was Grundlage der Nierensteinkrankheit ist. Man sollte darauf achten, dass der Urin nie dunkler als allenfalls gelb-orange, besser hell-gelb ist, dann wurde genug getrunken. Nur Patienten mit starker Herzschwäche müssen die Trinkmenge stärker beschränken, damit es nicht zu Flüssigkeitseinlagerungen, vor allem in der Lunge kommt. Sie sollten die Trinkmenge, die Sie täglich zu sich nehmen dürfen, individuell mit Ihrem Arzt besprechen.

Sehr geeignet bei Grippe sind Linden- und Holunderblütentee oder ein Gemisch aus beiden. Beide Pflanzen blühen im Frühsommer und verströmen starken Duft. Sie tragen sehr zur Regulierung des Wärmehaushaltes bei. Sehr gut ist auch Lindenblütentee, dem man ein bis zwei Esslöffel Holunder-

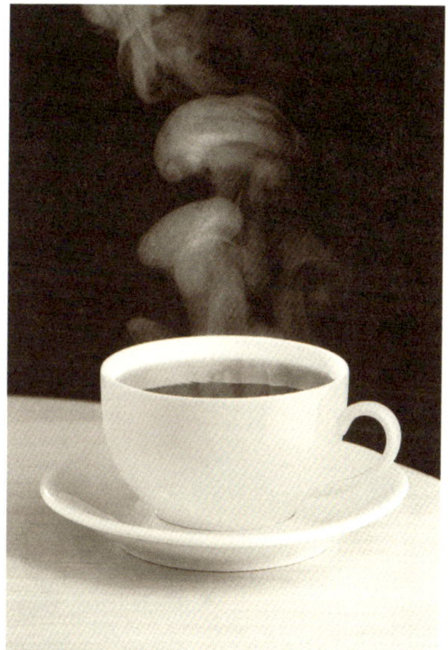

Kräutertees, z.B. aus den Blüten des Holunders, helfen, den Flüssigkeitsbedarf zu decken

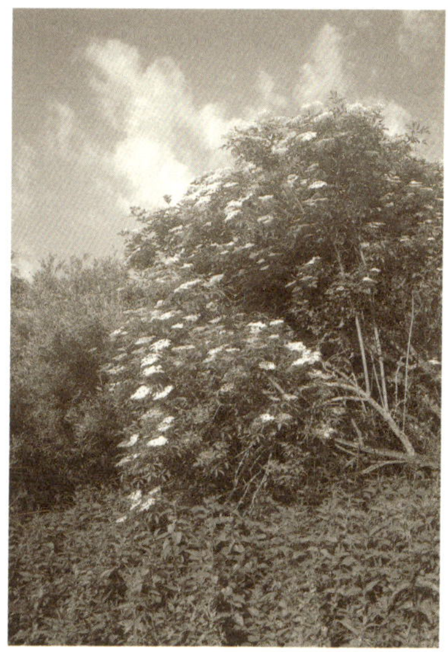

blüten-Elixier und evtl. etwas Zitrone zusetzt. Möchte man die Nierenfunktion anregen, kann man auch zwei Teelöffel Birken-Elixier zugeben.

Husten und verstopfte Nase

Wenn Husten vorhanden ist oder der Schleim in der Nase stockt, gebe ich dem Tee immer noch Malvenblüten und Eibischwurzeln zu. Durch die Malvenblüten wird der Geschmack etwas säuerlich und der Tee bekommt eine blaue bis blau-grüne Farbe, setzt man etwas Zitrone zu, färbt sich der Tee durch eine pH-Wert abhängige Reaktion schön rot. Diese Verwandlung macht vor allem den Kindern Eindruck und erhöht die Akzeptanz des Tees auch bei den Kindern, die sonst eher zu Cola oder Limo greifen. Ein Zitronenzusatz zum Tee wird meist auch als erfrischend erlebt, günstig ist sicher auch der Vitamin-C-Gehalt. Bei sehr hartnäckigem Schleim kann man noch Königskerzenblüten zugeben. Dann muss man den Tee, den man – wie auch in den anderen Fällen – mit kochendem Wasser übergießt und vor dem Trinken fünf bis zehn Minuten ziehen lässt, vor dem Genuss noch durch eine Kaffeefiltertüte laufen lassen. Die Königskerzenblüten haben feine Härchen, die sonst im Rachen reizen könnten. Statt der Königskerzenblüten kann man auch Isländisch Moos oder Thymiankraut zusetzen, die beide etwas herb schmecken. Während man den Tee ziehen lässt, sollte man die Tasse bedecken, da sonst nicht nur die Wärme, sondern auch viele Aromastoffe verloren gehen.

Hartnäckiger Schleim

Sollte Übelkeit im Vordergrund stehen, so kann man vorübergehend Kamillen- oder Fencheltee (die Fenchelfrüchte sollten zerstoßen sein) oder ein Gemisch aus beidem geben. Bei krampfartigen Bauchbeschwerden hilft ein Zusatz von Schafgarben- oder Gänsefingerkraut (Herba Anserinae in der Apothekersprache).

Im Sommer Kräuter sammeln

Wenn man sich etwas auskennt und einen größeren staubfreien Trocknungsplatz zur Verfügung hat, kann man schon im Sommer die Kräuter sammeln und trocknen, die man im Winter in Erkältungszeiten braucht. Andernfalls sollte auch jeder Apotheker diese gängigen Kräuter vorrätig haben.

Eine gute Grundrezeptur für einen «Erkältungstee», die man dem Apotheker so weitergeben kann, lautet:

Flores Sambuci	(Holunderblüten)	15 g
Flores Tiliae	(Lindenblüten)	15 g
Flores Malvae	(Malvenblüten)	15 g
Radix Altheae	(Eibischwurzeln)	15 g

Es wird zwar immer wieder die Auffassung vertreten, dass man die Eibischwurzeln besser separat über zwölf Stunden in kaltem Wasser ansetzt, damit die Schleimstoffe besser gelöst werden. Dieses Verfahren ist aber umständlich und erfahrungsgemäß auch nicht nötig.

Ernährung bei Erkältungskrankheiten

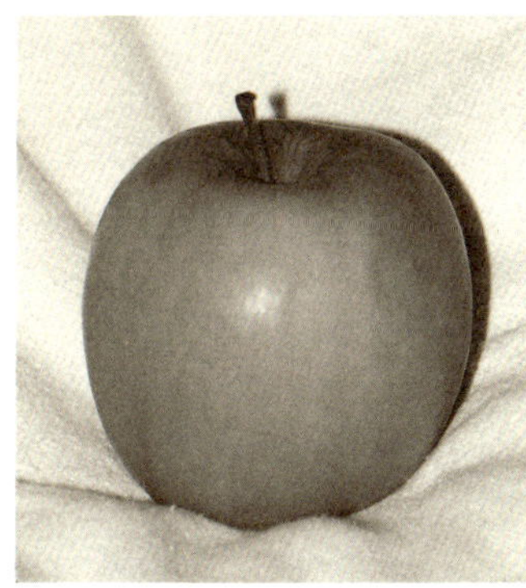

Grundsätzlich sollte man Milch, Kakao und Ähnliches weglassen, da Milch die Schleimbildung in Hals, Nasennebenhöhlen und Bronchien anregt. Auch auf Kaffee und schwarzen Tee, welche Nervensystem und Kreislauf reizen, sollte man verzichten. Außerdem sollte die Ernährung leicht sein, Obst, gedünstetes Gemüse und Jogurt werden meist als angenehm empfunden. Bei Halsschmerzen reizen saure Obstsorten wie z.B. Orangen und verstärken den Schmerz, weshalb man sie in diesem Fall besser weglässt. Zumindest einmal am Tag sollte möglichst eine leicht salzige warme Mahlzeit genossen werden. Ideal ist z.B. eine Gemüsebrühe, die Mineralien zuführt, die durch den Fieberschweiß verloren gehen. Oft fühlt man sich nach dem Genuss einer solchen Brühe wieder kräftiger. Wenn man der Suppe Gerstengraupen zugibt, wirkt sie noch kräftigender, dies ist vor allem bei einer Beteiligung der Lunge wichtig.

Einlauf und Klistier

Reinigung des Darms

Eine wesentliche Erleichterung kann ein Einlauf oder Klistier bringen. Bei sehr hohem Fieber kann man dadurch eine milde Temperatursenkung erreichen, und man reinigt den Darm, was zu einer Besserung des Allgemeinbefindens führt. Gerade bei kleinen Kindern, die manchmal im Rahmen der Erkältung nicht trinken mögen und von Austrocknung bedroht sind, kann über die Schleimhaut des Enddarmes, die ja zur Wasserresorption bestimmt ist, eine ausreichende Flüssigkeitsversorgung gewährleistet werden. Einen Klistierballon bekommt man in jeder Apotheke. Man füllt ihn mit leicht gesalzenem, abgekühltem Kamillentee und appliziert bei kleinen Kindern ein bis zwei Ballonfüllungen in den After, nachdem man den «Schnabel» des Ballons mit einer Creme eingerieben hat, um Schleimhautverletzungen zu vermeiden. Bei Erwachsenen ist ein Einlauf mithilfe eines Irrigators wirksamer, wobei man jedoch einen Einlauf nur bei stabilen Kreislaufverhältnissen machen und auch nicht mehr als 1/4 – 1/2 Liter Flüssigkeit geben sollte.

Häufig erlebt man, dass ein Einlauf zu sofortiger Besserung des Allgemeinzustandes führt, die Atmung anregt, das Abhusten erleichtert und die Präsenz des Kranken fördert.

Wadenwickel

Anwendung des Wadenwickels

Sollte das Fieber auf nicht mehr erträgliche Höhe steigen und den Kranken sehr schwächen, so kann es notwendig sein, das Fieber zu senken. Bei Kindern, von denen bekannt ist, dass sie zu Fieberkrämpfen neigen (siehe auch den diesbezüglichen Abschnitt des Buches), kann dies eventuell nach Absprache mit dem Arzt schon ab einer Temperatur von 38,5 °C sinnvoll sein. In der Regel werden aber Temperaturen bis 40 °C gut vertragen. Medikamentöse Maßnahmen zur Beeinflussung von Fieber werden später genannt. Der fast immer empfehlenswerte Einlauf mit lauwarmem Wasser wur-

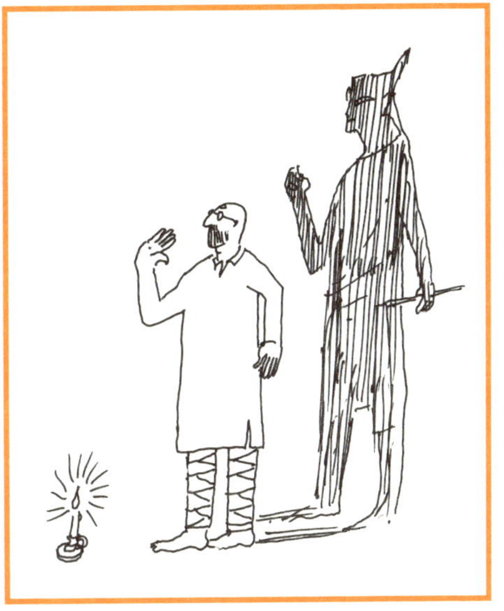

de schon geschildert. Hilfreich können aber auch Wadenwickel sein. Hierzu legt man ein weiches Tuch (z.B. Windel, Molton-, aber auch Handtuch), das in der Größe der Wade des Kranken entspricht, in leicht angewärmtes Wasser, dem man zur Erfrischung etwas Zitronensaft zugeben kann, wringt es leicht aus und legt es – noch ziemlich feucht – um die Waden des Kranken. Das Tuch soll der Haut eng anliegen, da es sonst als unangenehm empfunden wird und auch nicht wirksam ist. Selbstverständlich muss man eine feuchtigkeitsdichte Unterlage (z.B. aufgeschnittene Plastiktüte mit daraufliegendem Handtuch) unterlegen. Es hat keinen Sinn, zu kühles Wasser für den Wickel zu verwenden. Sinnvoll sind etwa 10° bis allenfalls 15 °C unter der Körpertemperatur. Bei zu starkem Kältereiz würden sich die Blutgefäße zusammenziehen, um die – eigentlich ja angestrebte – Temperaturerhöhung aufrecht zu erhalten. Es käme dann kein nennenswerter Wärmeaustausch mehr zu Stande. Aus diesem Grund haben Wadenwickel auch nur Sinn, wenn die Waden sich warm anfühlen. In der ersten Fieberphase, in der alle Wärme im Leibesinneren konzentriert wird, die Extremitäten kalt sind und womöglich Schüttelfrost besteht, wäre ein Wadenwickel nur unangenehm, würde aber nichts nützen, es ist in dieser Krankheitsphase im Gegensatz zum kühlenden Wadenwickel angenehm, wenn die Wärmebildung durch eine Wärmflasche im Bereich der Füße unterstützt wird.

Fieberphantasien werden durch einen Wadenwickel meist zum Verschwinden gebracht.

Nicht zu kühles Wasser!

Wenn man einen Wadenwickel angelegt hat, bedeckt man ihn mit Wolltüchern oder deckt mit einer Wolldecke zu, da sie ein Verdunsten ermöglichen, ohne dass der Kranke zu frieren beginnt. Nach dem Anlegen des Wickels lässt man ihn so lange liegen, wie er als angenehm empfunden wird bzw. er warm geworden ist. In der Regel muss man ihn in etwa viertelstündlichem Abstand wechseln.

Aus sich selbst muss sich der Mensch,
auch physisch, regenerieren,
und das einzige Mittel,
das einzige Prinzip der Rettung
ist der Geist.

Novalis

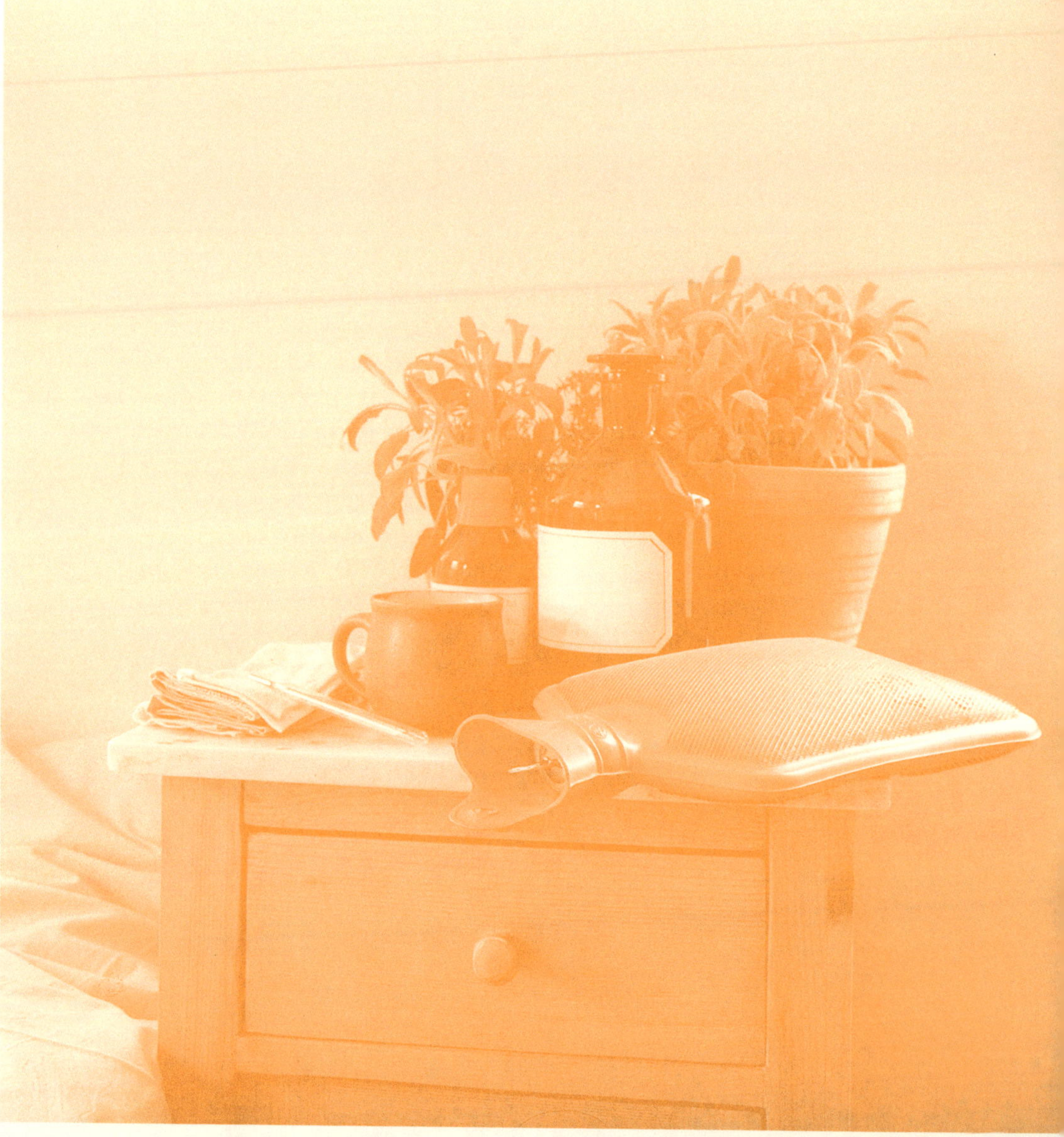

Medikamente bei Grippe und Erkältungen

Schulmedizinische Arzneimittel beeinflussen direkt Körperfunktionen oder ersetzen Fähigkeiten des Organismus. Ihre Anwendung kann notwendig sein. Wendet man sie ständig an, drohen sie den Kranken letztlich zu schwächen, wie alles, was man einfach immer nur abgenommen bekommt. Homöopathie und Anthroposophische Medizin rechnen mit den eigenen Kräften des Kranken; diese versuchen sie zu unterstützen und zu lenken. Ziel ihrer Anwendung ist es, die eigenen Fähigkeiten zu stärken und somit nach Überwindung der Krankheit stärker zu sein als vorher, «etwas dazu gelernt zu haben». Die grundlegenden Grippeheilmittel werden in diesem Kapitel geschildert.

Was ist und will Schulmedizin, Homöopathie und Anthroposophische Medizin?

Oft ist Verzicht auf schulmedizinische Mittel möglich

In den meisten Fällen von Erkältung und Grippe kann man auf «schulmedizinische» Medikamente verzichten und eine wesentliche Erleichterung der Krankheitserscheinungen durch homöopathische, anthroposophische und pflanzliche Heilmittel erzielen. Kurz sollen einige Charakteristika von Schulmedizin, Homöopathie und anthroposophischer Medizin beschrieben werden. Wer sich nur einen Überblick über die Behandlungsmöglichkeiten verschaffen möchte, kann diesen Abschnitt rasch überschlagen.

Die «Schulmedizin» erfasst den physischen Aspekt der Krankheit

Die so genannte *Schulmedizin*, wie sie an den Universitäten gelehrt wird, versteht sich ganz überwiegend als streng naturwissenschaftlich orientierte Medizin. Ihr Ideal ist es, Krankheitserscheinungen, aber auch Medikamentenwirkungen in ihren «Mechanismen» zu durchschauen, wie eine physikalische oder chemische Reaktion. Individuelle Aspekte müssen dabei weitgehend unberücksichtigt bleiben, sie sollen sogar durch spezielle Techniken bei der Erkenntnisgewinnung ausgeschaltet werden, indem z.B. in so genannten klinischen Studien große Kollektive, die nach Zufallskriterien zusammengestellt sind, untersucht werden. Dabei sollen sich individuelle Besonderheiten herausmitteln. Einzelne Aspekte des Menschen können ganz sachgemäß mit Verfahren untersucht werden, die am unlebendigen naturwissenschaftlichen Objekt entwickelt wurden. Dies gilt z.B. für einen Knochenbruch weitgehend. Kennt man die Geometrie eines Knochens und seine Substanzeigenschaften sowie die auf ihn wirkenden Kräfte, so kann die Form eines Bruches vorausgesagt werden. Auch die Versorgung des Bruches mit Schrauben, Platten, Gipsverband etc. kann weitgehend nach mechanischen Erwägungen erfolgen. Aber schon für die Knochenbruchheilung, die Bildung neuer Substanz, welche die Bruchlücke überbrückt, gelten andere Gesetze: die des Lebendigen, die weit komplexer sind.

Individuelles muss unberücksichtigt bleiben

Wo in der «Schulmedizin» Medikamente eingesetzt werden, sol-

Zwingende Eigentätigkeit der Medikamente

len diese eine einheitliche Reaktion hervorrufen, die eine geringe individuelle Variabilität aufweisen. Diese Medikamente machen etwas mit dem Leib des Kranken, sie bewirken selbst etwas in ihm. So neutralisiert beispielsweise ein so genanntes «Antazidum» aus Aluminiumhydroxid, einer basischen Substanz, Magensalzsäure, die eine Magenschleimhautentzündung unterhält. Ein anderes Beispiel sind Antibiotika. Diese sollen im Menschen genauso wie im Reagenzglas Bakterien abtöten, Paracetamol (z.B. ben-u-ron®) oder Acetylsalizylsäure (z.B. Aspirin®) senken «zwingend» Fieber usw. Eine «Mittätigkeit» des Menschen und seiner inneren Kräfte ist nicht beabsichtigt oder gar gefährlich, wenn sie z.B. in Form einer Allergie gegen ein Antibiotikum auftritt. Ein anderes Problem ist, dass der Ersatz einer eigenen Kraft, z.B. wenn man ein Antibiotikum gibt, wo die Keime auch aus eigener Kraft überwunden werden könnten, immer zu einer Schwächung führt. So erlebt man immer wieder Kinder, die bis zu achtmal jährlich ein Antibiotikum bei Mittelohrentzündungen bekommen haben, bis sie dann einmal eine Erkrankung aus eigener Kraft und mithilfe von Heilmitteln, die diese Kraft unterstützen, überwunden haben. Etwas selbst tun stärkt einen, soweit es die eigenen Kräfte nicht überfordert. Bekommt man eine Tätigkeit – hier die Krankheitsüberwindung – immer abgenommen, so wird man sie nie selbstständig lernen können. Selbstverständlich können schulmedizinische Präparate bei entsprechender Notwendigkeit aber auch sehr segensreich sein.

Homöopathie und Anthroposophische Medizin wollen eigene Fähigkeiten der Kranken anregen

Sowohl die *Homöopathie* als auch die *Anthroposophische Medizin* rechnen demgegenüber mit einem Wechselverhältnis von Medikament und Mensch. Sie möchten dessen eigene Kraft anregen und, wo es nötig ist, lenken. Der Ursprung der Mittel kann in der Natur liegen oder in einer synthetisierten Substanz bestehen. Es werden Pflanzen, Tiere oder Gifte von ihnen, Mineralien, aber auch Salze oder Metalle verwendet. Beide medizinischen Richtungen nutzen ein besonderes Zubereitungsverfahren, die Potenzierung, die vor bald 200 Jahren entwickelt wurde. Die Aus-

Potenzierung als pharmazeutisches Prinzip

gangssubstanzen werden hierbei mit einem Medium (meist ist es Milchzucker, Wasser oder Alkohol) verdünnt. Im Allgemeinen geschieht dieses Verdünnen im Verhältnis 1:10, einem Dezimalverhältnis, woher die Bezeichung «D-Potenz» rührt. Bei einer D1 ist 1 g der Ausgangssubstanz mit neun Teilen Medium verdünnt worden. Dieser Vorgang wird so lange wiederholt, bis die gewünschte Potenz entsteht. Es wird also ein Teil der D1 mit neun Teilen Medium zu einer D2, das entspricht gegenüber der Ausgangssubstanz nun einem Verdünnungsverhältnis von 1:100, die D3 enthält dann 1/1000 der Ausgangssubstanz usw. Nun wäre zu erwarten, dass die Wirkung sich von Potenzstufe zu Potenzstufe abschwächt, da die Konzentration der Substanz immer mehr abnimmt. Dies ist aber gerade nicht der Fall. Potenzieren ist nämlich nicht lediglich verdünnen. Auf jeder Potenzierungsstufe erfolgt ein besonderer Krafteinsatz zur Zerkleinerung und Verteilung der Substanz sowie zur Erzielung eines intensiven Kontakts von Ausgangssubstanz oder Vor-Potenz und neuem Medium. Für feste Ausgangssubstanzen geschieht dies durch einstündiges Reiben im Mörser. Die Substanz wird dadurch feiner, ihre Gesamtoberfläche steigt stark an und sie wird viel reaktiver. Manche Substanzen, die in roher Form gar keine Wirkung auf den Menschen haben würden – dies gilt z.B. für manche Metalle – werden hierdurch erst in die Lage versetzt, in den Organismus aufgenommen zu werden und in ihm zu wirken. Flüssige Arzneimittel werden durch spezielle Schütteltechniken potenziert.

Krafteinsatz bei der Heilmittelherstellung

Ein häufiger Einwand gegen potenzierte Arzneimittel ist der geringe Gehalt an Ausgangssubstanz. Bei hohen Potenzen (z.B. einer D30) ist tatsächlich rechnerisch kein Molekül der Ausgangssubstanz mehr in einem Arzneiglas enthalten. Dennoch erlebt man zweifelsfrei starke Wirkungen solcher hoher Potenzen. Auch im Alltag gibt es viele starke Wirkungen, die nicht durch Substanzübertragungen ausgelöst werden. Wenn wir uns mit einem Gegenüber unterhalten oder gar mit ihm telefonieren, müssen keine wägbaren Substanzmengen zwischen uns ausgetauscht werden, damit es zu entsprechenden Reaktionen kommt. Auch ein Ton-

Wirkungen jenseits wägbarer Substanzübertragungen sind allgegenwärtig

band ist, bevor und nachdem es bespielt wurde, genau gleich schwer, kein einziges Molekül kommt hinzu, und doch bedeutet es jetzt etwas ganz anderes als zuvor. So stellt man sich auch die Veränderung des Mediums beim Potenzierungsvorgang als eine Prägung durch die Ausgangssubstanz vor, deren Wesen zur Entfaltung kommt, obwohl es nicht mehr an die ursprüngliche Substanz gebunden ist. Genauso kann meine Intention zur Wirkung kommen, wenn ein Brief von mir gelesen oder ein Tonband, das ich besprochen habe, gehört wird. Die Wirkungen, die dabei erreicht werden, sind umso stärker, je näher das Wort, das von mir ausging «den Nerv» des Empfängers trifft. Eine Liebeserklärung wird für einen ebenfalls liebenden Empfänger von größerer Bedeutung sein als für einen Gleichgültigen. Eine Beziehung und Entsprechung zwischen dem Absender und dem Empfänger ist nötig, um starke Wirkungen zu erzielen, diese sind entscheidender als die Quantität der Botschaft. Um bei dem Beispiel zu bleiben: Es ist mehr oder weniger gleichgültig, wie groß die Buchstaben geschrieben sind und auch wie laut das Tonbandgerät eingestellt ist. Eine zu laute Botschaft kann eventuell sogar in ihrem Sinn gar nicht mehr erfasst werden oder erzielt eine gegenteilige Wirkung. Ganz ähnliche Verhältnisse gelten auch für die Arzneigabe. Eine solche Arznei wirkt eigentlich nicht selbst, sondern in erster Linie ist es die Reaktion, die Antwort des Kranken, dem sie gegeben wird, auf die es ankommt. Die eigenen Kräfte werden hier nur hervorgerufen, unterstützt, nicht aber ersetzt. Aus den Beispielen wird auch deutlich, dass die Wahl des Arzneimittels sehr genau auf die Situation des Kranken abgestimmt sein muss und dass dasselbe Arzneimittel für den Kranken, für den es nicht «passt», ganz unwirksam bleiben kann, während es im «passenden» Fall eine Wende vollziehen hilft.

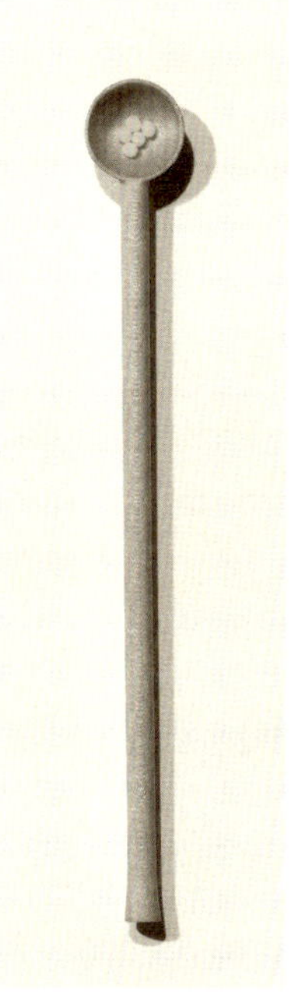

Wenige Globuli können ausreichen, um eine Krankheitswende zu erzielen

Homöopathie und Anthroposophische Medizin nutzen prinzipiell gleichartige Medikamente, bei beiden spielt die Potenzierung eine Rolle. Innerhalb der anthroposophischen Arzneimittelherstellung kommen noch einige Techniken hinzu, so werden beispielsweise die Prozesse, die zur Gewinnung der Ausgangssubstanz führen, stärker einbezogen, als dies in der Homöopathie der Fall ist.

Substanzprozesse sind für anthroposophische Medizin bedeutsam

Beide medizinischen Richtungen verwenden aber ähnliche Darreichungsformen: Tropfen, Globuli (dies sind kleine Zuckerkügelchen – ähnlich den «Liebesperlen» der Kinderzeit –), auf die flüssige Arzneiformen aufgebracht und angetrocknet wurden, Pulver und Ampullen. Grundsätzliche Unterschiede bestehen aber darin, wie herausgefunden wird, mit welchem Arzneimittel ein Kranker korrespondiert, welches Mittel er benötigt.

Arzneimittelprüfungen sind Grundlage der Homöopathie

In der Homöopathie werden «Arzneimittelprüfungen» durchgeführt. Hierzu nehmen Gesunde die Arznei solange ein, bis sie Krankheitssymptome entwickeln, diese werden genau aufgezeichnet und bilden die Grundlage des «Arzneimittelbildes». Dabei geht man davon aus, dass eine Arznei bei den Erscheinungen eines Kranken hilft, die jenen ähnlich sind, welche beim Gesunden hervorgerufen werden. Dies klingt zunächst paradox, ist es aber nicht. Gerade dann, wenn die eigenen Kräfte herausgefordert werden sollen, gelingt dies am besten durch «Provokation». Diesem Umstand ist es auch zu verdanken, dass eine Kaltwasseranwendung im Sinne Pfarrer Kneipps dazu führt, dass die vorher kalten Glieder im Anschluss aus eigener Kraft erwärmt werden. Aber auch hier kommt es auf die Dosierung an, nur ein kurzer kalter Guss hilft, stellt man die Füße dagegen eine halbe Stunde ins kalte Wasser, so werden sie nur kälter als zuvor.

Ähnliches wird durch Ähnliches geheilt

Substanzerkenntnis bestimmt anthroposophische Arzneimittelanwendung

Die anthroposophische Medizin macht keine solchen Arzneimittelprüfungen. Vielmehr beschäftigt sich ein anthroposophischer Arzt intensiv mit der Substanz, um ihre Heilwirkungen kennen zu lernen, ebenso intensiv werden die Verschiebungen im Gleichgewicht des Kranken studiert, um festzustellen, welches Heilmittel ihm helfen wird. Die anthroposophische Medizin geht davon aus, dass der Mensch sich gemeinsam mit der Welt entwickelt hat, aus der auch die Arzneisubstanzen genommen werden. Der Mensch steht nicht zufällig in der Welt, sondern steht gleichsam in «verwandschaftlicher» Beziehung zu ihr. Diese Verwandschaftsbeziehung gilt es zu entschlüsseln. Während es der Homöopathie vor allem um eine Beeinflussung der «Lebenskraft» geht, bezieht die anthroposophsiche Medizin darüber hinaus das Seelische, vor al-

Einbeziehung des Seelischen und der Biografie

lem aber auch die Ebene des ganz Individuellen ein. Dabei wird versucht, auch zu verstehen, warum der Mensch gerade in seiner jetzigen Situation erkrankt, wie sich die Krankheit in seine Biografie einfügt, welche Hemmnisse durch sie entstehen, aber auch welche Hemmnisse gerade durch die Krankheit und ihre Überwindung aus dem Weg geräumt werden können. Alle Aspekte, die im Kapitel über die Krankheitsursachen genannt wurden, sind in diesem Zusammenhang von Bedeutung. Während die Homöopathie eigentlich nur arzneilich behandelt, ist dies für die Anthroposophische Medizin nur eine Ebene. Äußere Anwendungen (von denen Bäder und Wickel hier genannt wurden), künstlerische Therapie, das Gespräch und manches andere tritt hinzu. Es wird deutlich, dass für ein Erfassen der Gesamtsituation und einen fruchtbaren Umgang mit ihr häufig der Austausch zwischen den Kranken und seinem Arzt nötig ist. Gleichwohl ist in übersichtlichen Lagen auch Selbstbehandlung möglich. Anthroposophische Medikamente enthalten – im Gegensatz zu solchen der «klassischen» Homöopathie – oft mehrere Ausgangssubstanzen, die auf verschiedene Ebenen im Menschen zielen und sich in einer Komposition ergänzen. Während die Homöopathie ihre Mittel vorwiegend bei ganz bestimmten Symptomkonstellationen einsetzt, versucht die anthroposophische Medizin das hinter diesen Einzelsymptomen liegende Krankheitswesen ins Auge zu fassen. Dadurch entstehen Heilmittel für typische Krankheitssituationen, was im Folgenden deutlicher wird.

Heilmittelkompositionen

Medikamentöse Behandlung

Schulmedizinische Behandlung

Schulmedizinisch gibt es nur wenige Arzneisubstanzen zur Behandlung der Grippe

Die Zahl der schulmedizinisch einsetzbaren Arzneisubstanzen bei Grippe und Erkältungskrankheiten ist begrenzt, obwohl viele verschiedene Präparate angeboten werden, die aber dieselben Wirkstoffe enthalten.

Bisher ist nur eine Substanz zugelassen, die eine unmittelbare Wirkung auf die Infektion hat, das *Amantadin* oder 1-Adamantanamin, wie man chemisch korrekter sagen müsste.

Amantadin beeinflusst Virusausbreitung

Eine wesentliche Einschränkung ist, dass Amantadin nur bei echten Influenzaerkrankungen wirkt, nicht jedoch bei ähnlichen, durch andere Erreger hervorgerufenen Erkrankungen. Auch unter den Influenzaviren wirkt Amantadin nur auf diejenigen der Gruppe A. Das sind allerdings diejenigen, die bei den großen Pandemien von Bedeutung sind. Laborversuche haben gezeigt, dass Amantadin die Freisetzung von Grippeviren aus infizierten Zellen hemmt und somit einer Weiterverbreitung entgegenwirkt. Ungünstigerweise ist die Wirkung von Amantadin nur gut, wenn es innerhalb von 48 Stunden nach Beginn der Symptome eingesetzt wird. Die Weltgesundheitsorganisation WHO hält Amantadin und das – in Deutschland noch nicht zugelassene – verwandte *Rimantadin* sogar nur dann für nützlich, wenn sie am ersten Tag der Erkrankung eingesetzt werden. Da andererseits der Einsatz nur bei Influenza-A-Viren sinnvoll ist und Schnelltests für diesen Virustyp noch wenig verbreitet sind, werden diese Medikamente wohl in erster Linie nur in Pandemiezeiten zum Einsatz kommen.

Amantadin – kein Wundermittel

Selbst wenn alle diese Faktoren beachtet werden, stellt Amantadin kein Wundermittel dar. Eine Studie ergab, dass bei rechtzeitiger Anwendung Fieber und Allgemeinsymptome (z.B. Gliederschmerzen, nicht jedoch Husten und Schnupfen) um ein bis zwei Tage verkürzt werden.

Ein weiteres Problem beim Einsatz von Amantadin sind seine Nebenwirkungen. Wie im Kasten erwähnt, wird es bei der Parkinson-

Amantadin

Die Substanz leitet sich vom Adamantan ab, einer eigenartigen chemischen Verbindung, die früher «Diamantan» genannt wurde, da sie in ihrer Raumstruktur dem Diamant entspricht. Amantadin wurde wegen seiner Wirkung auf das Gehirn jahrzehntelang vor allem bei der Parkinsonkrankheit eingesetzt, seltener auch zur Antriebssteigerung bei Patienten, die bestimmte Schädel-Hirn-Verletzungen erlitten hatten. Bei diesen Anwendungsgebieten war eine oft recht befriedigende Wirkung zu beobachten. Mit dieser Wirkungsrichtung hängen aber auch mögliche unerwünschte Nebenwirkungen zusammen, auf die später noch eingegangen wird. Ganz ursprünglich wurde Amantadin aber als Mittel zur Behandlung der Grippe eingesetzt und die Verwendungsmöglichkeit bei Hirnerkrankungen stellte sich erst infolge seiner Nebenwirkungen heraus. In der Geschichte der Medizin kam es häufiger vor, dass das ursprüngliche Einsatzgebiet eines Medikamentes verlassen wurde, die anfängliche Nebenwirkung schließlich zur Hauptwirkungsrichtung wurde. Tatsächlich wurde Amantadin lange Zeit kaum zur Grippebehandlung eingesetzt, da es hier wenig wirksam und zu nebenwirkungsträchtig erschien. Derzeit erfährt dieses Einsatzgebiet aber eine Renaissance.

Nebenwirkungen

krankheit eingesetzt. Die extreme Bewegungsarmut und Erstarrung sowohl der Bewegung wie des Denkflusses wird häufig durch Amantadin positiv beeinflusst, da durch die Substanz bestimmte Hirnareale aktiviert werden. Dies ist auch der Grund für die günstigen Wirkungen bei manchen verlangsamten Patienten nach Hirnverletzungen. Bei all diesen Patienten ist Amantadin im Vergleich zu anderen Antiparkinsonmitteln relativ nebenwirkungsarm. Wenn man es aber in der Grippebehandlung bei Patienten mit normaler Hirnfunktion einsetzt, so fühlen sich diese häufig «überdreht», nervös und reizbar. Schlafstörungen sind verhältnismäßig häufig, ebenso Benommenheit und Schwindel. Gelegentlich können Bewegungsstörungen und Depressionen auftreten. Mundtrockenheit und Magen-Darm-Beschwerden kommen vor. Eine Psychiaterin, die ich einmal wegen einer Viruserkrankung mit Amantadin behandelt habe, meinte hinterher, sie sei in dieser Zeit überhaupt nicht bei sich und nahezu «übergeschnappt» gewesen. Selbstverständlich gibt es aber auch Patienten, die eine solche Behandlung ohne wesentliche unerwünschte Wirkungen vertragen.

Rasche Resistenzentwicklung

Schließlich wird die Behandlungsmöglichkeit mit Amantadin dadurch eingeschränkt, dass Influenza-A-Viren leider sehr rasch unempfindlich gegen das Medikament und verwandte Substanzen werden.

Amantadin – nur in Ausnahmefällen

Alles in allem kommt Amantadin meines Erachtens wohl nur in Ausnahmefällen für die Behandlung von Grippekranken in Betracht. Bei gefährlichen Pandemien könnte die Substanz aber eine gewisse Rolle zur Vorbeugung bei besonders gefährdeten Personen spielen.

Antibiotika

Antibiotika helfen nicht gegen Viren

Antibiotika sind nicht für die Behandlung einer Grippe oder anderer viraler Erkältungskrankheiten geeignet. Antibiotika stören den Stoffwechsel von Bakterien und hemmen dadurch ihre Vermehrung oder töten sie sogar ab. Viren haben dagegen selbst keinen Stoffwechsel, sondern lassen sich von den Zellen vermehren, in die sie eingedrungen sind. Es ist daher sehr schwierig, die Virusvermehrung zu unterdrücken, ohne gleichzeitig den Behandelten zu schädigen. Einige solcher «Virustatika» sind für die Grippe im Entwicklungsstadium aber noch nicht einsatzfähig.

Allerdings machen virale Atemwegserkrankungen anfällig für nachfolgende bakterielle Erkrankungen. So können z.B. die Schleimhäute der Bronchien durch eine Grippeerkrankung so geschädigt werden, dass die Flimmerfunktion, die dem Abtransport von abgestorbenen Zellen, Schleim und Krankheitserregern dient,

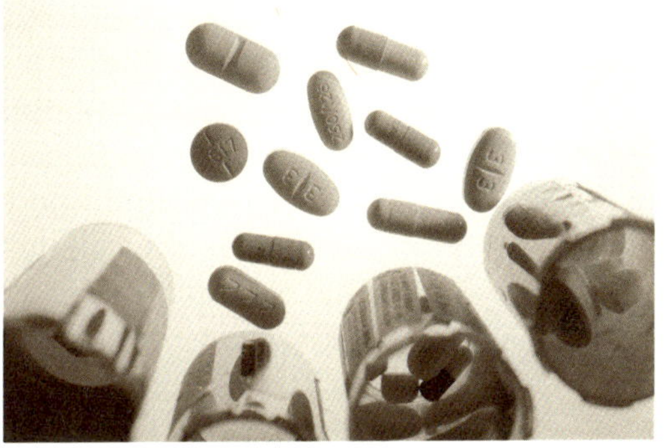

und weitere Abwehrmechanismen gestört sind. Dann kann sich z.B. eine bakterielle Bronchitis entwickeln, bei welcher der Einsatz von Antibiotika dann nötig sein kann, wenn der Patient besonders geschwächt ist. Verdächtig auf eine sekundäre bakterielle Infektion ist es immer, wenn nach Abklingen des Fiebers ein erneuter Fieberanstieg auftritt, sich das bereits gebesserte Befinden akut verschlechtert oder neue Krankheitserscheinungen auftreten. Dann sollte immer ein Arzt hinzugezogen werden, mit dem zusammen auch der Einsatz eines Antibiotikums erwogen werden muss. Da Antibiotika auch die nützliche Bakterienbesiedlung unseres Darmes und der Schleimhäute im Mund und Rachenraum beeinträchtigen, was die Anfälligkeit erhöhen kann, sollte man eine antibiotische Behandlung begleiten. Hilfreich ist es vor allem, täglich etwas unerhitzten Jogurt zu essen, da in ihm viele nützliche Milchsäurebakterien vorkommen, die natürlicherweise die Schleimhäute besiedeln. Treten Verdauungsstörungen auf, so kann eine Behandlung mit *Aquilinum comp.*, das die Dünndarmfunktion stärkt, und mit *Gentianta comp.* günstig sein. Letzteres enthält bitter schmeckende Enzian- und Wermutextrakte, welche die Verdauungsdrüsen aktivieren, auch sind entgiftend wirkende Potenzen von Löwenzahn (Taraxacum) und Nux vomica enthalten. Von beiden Mitteln verordne ich 3 x tgl. 5 – 10 Globuli. Durchfall während einer antibiotischen Behandlung ist oft durch eine tiefe Störung des mikrobiellen Gleichgewichts bedingt. Eine Behandlung mit bestimmten Hefen (Saccharomyces boulardii, z.B. in Perenterol®) hilft hier oft rasch.

Starke Bauchschmerzen und Durchfall nach Antibiotika?

Sollte es während oder in den Wochen nach einer antibiotischen Behandlung zu starken Bauchschmerzen und Durchfall kommen, der auch blutig sein kann, so muss umgehend ein Arzt hinzugezogen werden. Ursache kann eine so genannte pseudomembranöse

Es kann eine lebensbedrohliche Krankheit dahinter stecken

Colitis, eine Darmentzündung durch das Bakterium Clostridium difficile sein. Dieses Bakterium ist gegen die meisten Antibiotika unempfindlich. Wenn andere Darmkeime durch Antibiotika eliminiert werden, kann sich dieser Erreger ungehemmt vermehren und die lebensbedrohliche Krankheit auslösen. Glücklicherweise hilft fast immer das Antibiotikum Vancomycin, wobei aber rechtzeitige Diagnose und Behandlung wichtig ist.

Ein «vorbeugender» Einsatz von Antibiotika bei der Grippe ist nicht sinnvoll und wegen möglicher schwerer Nebenwirkungen abzulehnen. Bei sekundären bakteriellen Erkrankungen ist er selbstverständlich zu erwägen. Ausnahmen sind allerdings unter Umständen bei Patienten mit bestimmten Herzerkrankungen und künstlichen Herzklappen zu machen. Bei ihnen kann das Risiko bakterieller Absiedlungen an den Herzklappen so groß sein, dass ein vorbeugender Einsatz von Antibiotika gerechtfertigt sein kann. Auch bei bestimmten Formen von Immunschwäche (z.B. nach Chemotherapie) ist die Indikation für den Einsatz von Antibiotika großzügiger zu stellen. Dies kann nur im individuellen Gespräch mit dem Arzt geklärt werden.

Fiebersenkende und schmerzstillende Mittel

Fieber ist keine Krankheit

Dies sind die häufigsten schulmedizinischen Mittel, die bei Grippe und Erkältungskrankheiten eingesetzt werden. Für viele Menschen gilt Fieber noch immer als Krankheit. Entsprechend überzeugt sind sie von der Notwendigkeit, es zu senken oder möglichst vollständig zu unterdrücken. Berücksichtigt man aber, was bereits über das Fieber ausgeführt wurde, dann sieht man in ihm keinen Krankheitsausdruck, sondern den Versuch des Kranken, seine Krankheit zu überwinden. Tatsächlich können sich die meisten Krankheitserreger bei höheren Temperaturen nicht mehr vermehren. Fieber ist Ausdruck einer Aktivität des Menschen, es zu unterdrücken stellt zunächst einmal eine Behinderung dieser Aktivität dar. Für einzelne Krankheiten wurde gezeigt, dass fiebersenkende Maßnahmen zu einer Verschlechterung des Krankheitsverlaufs

Acetylsalizylsäure

Schon seit Jahrhunderten war bekannt, dass die Weidenrinde schmerzstillend und entzündungshemmend wirken kann. Als schließlich aus der Weidenrinde eine weiße Substanz gewonnen wurde, welche diese Eigenschaften ebenfalls in hohem Grade hatte, erhielt sie nach der Weide (lat. Salix) den Namen Salizylsäure. Diese ist aber schlecht löslich und reizt vor allem die Schleimhäute des Magens bei Einnahme. Nachdem es 1853 dem Chemiker Gerhardt gelang, die Salizylsäure mit Essigsäure (Acidum aceticum) zur Acetylsalizylsäure (kurz ASS) zu verbinden, stand ein verträglicheres Mittel zur Verfügung, das später von den Bayer-Werken unter dem Namen Aspirin® weltweit vermarktet wurde. Heute hat die Herstellung der Acetylsalizylsäure allerdings nichts mehr mit Pflanzen zu tun, sondern sie erfolgt vollständig aus Erdölderivaten.

führen können. So verfünffachte sich die Masernsterblichkeit in einem afrikanischen Land bei routinemäßigem Einsatz von fiebersenkenden Maßnahmen und Beruhigungsmitteln (welche Fieberkrämpfe verhindern sollten). Die beste Prognose hatten Kinder mit Fieber zwischen 40 und 41 °C.[22]

Wann muss das Fieber gesenkt werden?

Selbstverständlich heißt dies nicht, dass Fieber auf keinen Fall gesenkt werden darf. Wenn z.B. bekannt ist, dass ein Kind ab einer bestimmten Temperatur zu Fieberkrämpfen neigt, so kann es sinnvoll sein, einen weiteren Temperaturanstieg rechtzeitig zu verhindern. Fast immer gelingt dies durch Einsatz homöopathischer Mittel, die noch beschrieben werden, sowie durch Einlauf oder Wadenwickel. Manchmal sind aber schulmedizinische Maßnahmen nötig, sei es, weil die zuvor angeführten Mittel doch einmal nicht ausreichten, sei es, weil sie – z.B. auf einer Reise – nicht zur Verfügung stehen.

Alle üblicherweise eingesetzten Substanzen haben sowohl

fiebersenkende als auch schmerzstillende Eigenschaften. Dies hängt mit ihren biochemischen Wirkungen auf so genannte Entzündungsmediatoren und Zytokine zusammen, die im Rahmen von Entzündungen sowohl die Körpertemperatur steigen lassen, als auch an der Entstehung von Schmerzempfindung beteiligt sind.

Heute spielen fast nur noch *Acetylsalicyläure* (bekanntestes Mittel ist Aspirin®) und *Paracetamol* (z.B. ben-u-ron®) eine Rolle. Früher wurde häufig noch *Metamizol* (z.B. Novalgin®) eingesetzt, es ist aber – vielleicht nicht ganz zu Recht – im Vergleich zu den vorgenannten Mitteln außer Gebrauch gekommen, weil es – allerdings relativ selten – tödliche Komplikationen durch Störung der weißen Blutkörperchen (sog. Agranulozytose) auslösen kann.

ASS senkt nicht nur Fieber, es behindert auch die Blutgerinnung

ASS wirkt stark fiebersenkend, schweißtreibend und mittelstark entzündungshemmend. In den letzten Jahren wird es sehr viel zur Vorbeugung von Herzinfarkten und Schlaganfällen eingesetzt, da es die Gerinnbarkeit des Blutes herabsetzt und daher in gewissem Ausmaß einer Gerinnselbildung entgegenwirken kann. Auch hier hat man es mit einem Fall zu tun, wo eine frühere unerwünschte Nebenwirkung zur erwünschten Hauptwirkung wurde. Die Herabsetzung der Blutgerinnung kann aber auch heute noch Schwierigkeiten machen. Schon nach einmaliger Einnahme ist für 10 Tage das Blutungsrisiko erhöht, weshalb in dieser Zeit z.B. keine Operationen durchgeführt werden sollten. Da ASS immer noch die Magenschleimhaut angreift (allerdings nicht mehr so stark wie die reine Salizylsäure), kann sie zu schweren Magenblutungen führen. Bei dem ausgedehnten – und durchaus sinnvollem – Einsatz der Substanz gehen jährlich weltweit wohl tausende von Blutungsereignissen – auch solche mit Todesfolge – auf die Substanz zurück. Zwar ist der Einsatz bei einer fieberhaften Infektionskrankheit in den allermeisten Fällen nicht von Komplikationen gefolgt, man muss sich aber bewusst sein, dass man es mit einem hochwirksamen und potenziell nebenwirkungsreichen Medikament zu tun hat. Besonders zurückhaltend sollten Patienten sein, die unter Ohrgeräuschen (Tinnitus) leiden, da es bei Anwendung von ASS – zumindest in

Erhöhtes Blutungsrisiko

höheren Dosen – zu Verschlechterungen kommen kann. Daueranwendung kann darüber hinaus die Niere schädigen.

Kinder sollten in der Regel wegen der Gefahr tödlicher Komplikationen kein ASS bekommen

Bei Kindern mit Virusinfekten soll man ASS grundsätzlich vermeiden, wenn es der Arzt nicht ausdrücklich anders verordnet. Vor allem nach Anwendung von ASS bei Windpocken und Grippe kann es bei Kindern und Jugendlichen zum – insgesamt seltenen – Reye-Syndrom kommen. Bei dieser Krankheit kommt es zu schweren Störungen des Gehirns und der Leber mit leider in mehr als einem Drittel der Fälle tödlichem Ausgang. 1980 wurden in den USA noch 555 Fällen von Reye-Syndrom bekannt, durch Elterninitiative (!) wurde der Zusammenhang mit ASS erkannt. Nachdem erste Warnungen ausgesprochen wurden, ASS bei Viruskrankheiten von Kindern zu vermeiden, ging die Häufigkeit kontinuierlich zurück, eine weitere starke Häufigkeitsabnahme wurde beobachtet, nachdem gegen den Widerstand der Hersteller alle Präparate, die ASS enthalten, mit einem entsprechenden Warnhinweis versehen wurden. In den letzten Jahren wurden nur noch zwei Reye-Fälle pro Jahr gemeldet.[23]

Der Fall ist umso bemerkenswerter, als ASS als eines der sichersten Medikamente bei Kindern galt und lange Zeit niemand den Verdacht wahrhaben wollte.

Paracetamol

In den 70er-Jahren war Paracetamol in England das meist verwendete Selbstmord- und ein häufiges Mordgift. Dies ist umso erstaunlicher, als der Tod an Leberversagen, der bei Überdosierung von Paracetamol eintreten kann, alles andere als sanft ist. Vermutlich war die leichte Verfügbarkeit der Substanz Ursache des Missbrauchs. Ganz selten kann auch eine übliche Dosis tödliche Folgen haben. Ein Freund von mir musste dies bitter erfahren. Er war als Arzt auf einer Intensivstation tätig, wo er die Schmerzen eines Patienten nach einer schweren Herzoperation mit einer (!) Gabe des sonst so harmlosen Mittels behandelte. Der Patient entwickelte ein Leberversagen, aus dem er auch durch eine Lebertransplantation nicht zu retten war. Eine sorgfältige Analyse ergab, dass wohl tatsächlich die Gabe der einen Tablette verantwortlich war,

Paracetamol

Paracetamol ist bei richtiger Dosierung vergleichsweise harmlos. Auch dieses Mittel senkt Fieber zuverlässig und wirkt relativ gut gegen Schmerzen. Nebenwirkungen sind bei Einsatz dieser Substanz ziemlich selten. Man muss sich allerdings streng an die Dosierungsrichtlinien halten. So gut verträglich Paracetamol bei sachgemäßer Dosierung ist, so schlimm können die Folgen einer Überdosierung sein. Schon das Dreifache der üblichen Tagesdosis kann ein tödliches Leberversagen zur Folge haben.

nachdem die Leber durch die vorausgegangene lange Narkose die körpereigene Substanz Glutathion, die zur Entgiftung von Paracetamol benötigt wird, bereits verbraucht hatte. Auch bei Patienten mit Leberschädigung aus anderer Ursache (z.B. auf Grund Alkoholmissbrauchs) kann die Glutathionreserve eingeschränkt und die Empfindlichkeit gegen Paracetamol erhöht sein.

Strenge Beachtung des Beipackzettels ist für sichere Anwendung unabdingbar

Ich schreibe dies nicht, um Ängste zu schüren. Trotz allem ist Paracetamol meist sehr verträglich. Man muss aber wie gesagt die Dosierung streng einhalten und darf die Gaben nicht in zu kurzen Abständen wiederholen. Die Angaben des Beipackzettels sind sorgfältig zu beachten, und für Säuglinge und Kleinkinder sind nur die für sie vorgesehenen Präparate einzusetzen, keinesfalls aber solche, die für Erwachsene bestimmt sind. Insgesamt gibt es gute Gründe, wo es geht – und dies ist meistens der Fall –, andere «natürliche» Medikamente einzusetzen, die nachfolgend beschrieben werden.

Potenzierte Heilmittel bei Grippe und Erkältungskrankheiten

Grundsätzlich wichtige Arzneien

Zunächst werden Behandlungsmöglichkeiten hinsichtlich der Gesamtheit der Erkrankung geschildert, dann wird auf besondere Situationen wie Halsschmerzen, Ohrenweh usw. eingegangen.

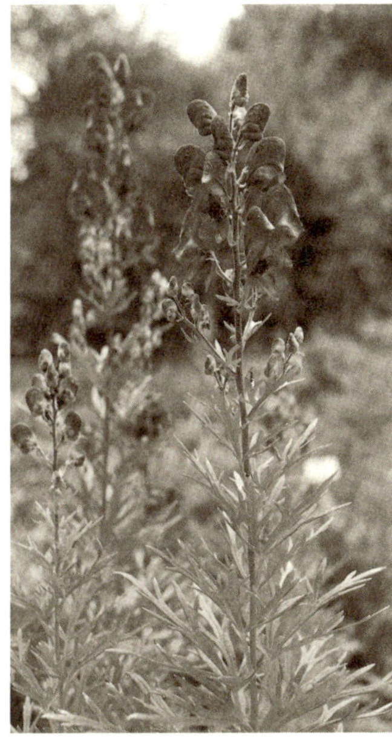

Aconitum – tief eingekerbte Blätter und eine sonnenabgewandte, visierartig verschlossene dunkle Blüte kennzeichnen diese Pflanze

Wenn eine Grippe oder hochfieberhafte Erkältungskrankheit plötzlich mit Schüttelfrost und hohem Fieber beginnt, so ist zunächst meistens Aconitum, manchmal auch Belladonna angezeigt.

Aconitum ist der Eisen- oder Sturmhut, ein blau-violettblühendes, sehr giftiges Hahnenfußgewächs, dessen Blüte an Helm und Visier eines Ritters erinnert. Während die Verwandten des Eisenhuts aus der Familie der Hahnenfußgewächse ihre meist gelben Blüten zum Himmel und zur Sonne öffnen, ist bei ihm die Achse seiner dunklen Blüte in die Horizontale verschoben. Solche Abweichungen findet man oft bei Giftpflanzen. Zwar sind fast alle Arten der Hahnenfußfamilie mehr oder minder giftig, Aconitum ragt aber als giftigste Pflanze Europas diesbezüglich weit heraus. In der Natur wächst Aconitum an windexponierten Stellen in den Bergen und kalter Wind ist häufig auch Auslöser von Krankheiten, die dieses Arzneimittel in potenzierter (und damit ungiftiger) Form erfordern. Blässe und inneres Kältegefühl, häufig auch Schüttelfrost, bei starkem Fieber und trockener Haut ist sehr charakteristisch für einen Aconitum-Zustand. Oft besteht auch Ängstlichkeit und Unruhe. Am besten ist es, Aconitum D6 zu nehmen, wobei man 30 Glob. oder Tropfen in einem halben Glas Wasser auflöst und davon halbstündlich einen Teelöffel voll nimmt. Bei Kindern sollte man immer Globuli bevorzugen, um den Alkohol der Tropfen zu vermeiden. Bei Kindern kann man die Dosis auf die Hälfte, bei Säuglingen auf ein Drittel reduzieren. Selbstverständlich müssen auch Alkoholiker grundsätzlich alkoholfreie Zubereitungen bekommen.

Nachdem Aconitum geholfen hat, bricht oft Schweiß aus, die vorher kalten Glieder sind jetzt warm, das Gesicht gerötet. Nicht selten führt der Blutandrang zum Kopf zu klopfenden Schmerzen. Jetzt ist *Belladonna*, die Tollkirsche angezeigt. Es kann aber auch schon von Anfang an ein Belladonnazustand bestehen. Die allermeisten Entzündungen kann man zu Beginn mit Belladonna behandeln. Dies

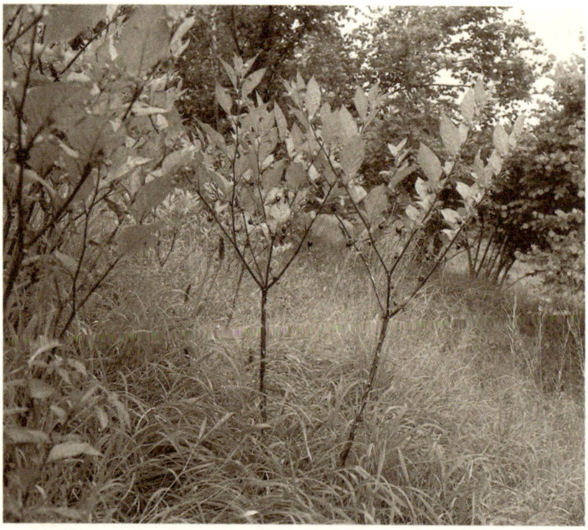

Die typische Gestalt von Belladonna: Über einem aufrechten Stamm weichen plötzlich die einzelnen Zweige auseinander, was der Erscheinung einen vogelartigen, gespenstischen Ausdruck verleiht.

gilt vor allem, wenn klopfende Schmerzen durch den Blutandrang vorhanden sind, sei es im Hals bei einer Mandelentzündung, sei es in einem verletzten Finger. Sobald jedoch Eiterungen zu sehen sind, sind andere Mittel eher indiziert als Belladonna.

Höhere Potenzen als die D6 helfen bei beiden Arzneimitteln schneller, bei der Gabe einer D30 wird das Fieber oft vollständig verschwinden. Wenn man sich aber an die positiven Effekte des Fiebers erinnert, erscheint es meist richtig, eine milde aber zuverlässige Wirkung zu erzielen. Belladonna hilft auch dann, wenn es im Zuge des Fiebers zum «Fantasieren» kommt, was vor allem bei Kindern häufig ist. Die Kinder sehen dann Gestalten oder erzählen allerhand wirre Geschichten. Dies beunruhigt die Eltern verständlicherweise, ist aber nicht gefährlich. In diesen Fällen kann eine höhere Potenz, z.B. eine D30 oder D12 besser sein. Man gibt diese dann nur zwei- oder dreimal im Abstand einer halben Stunde. Die genannte Gabe der Tiefpotenz dient mehr der richtigen Verteilung der Wärme als einem Vorgehen gegen das Fieber selbst, das ja der Überwindung der Krankheit dient.

Weniger dramatisch sind die Fiebersymptome bei *Ferrum phosphoricum*; ähnlich wie Aconitum und Belladonna wird es oft zu Beginn der Erkrankung gebraucht. Am besten scheint mir bei diesem Mittel die D12 zu sein. Meist lasse ich anfangs alle halbe Stunden 5 Glob. einnehmen, bei ganz kleinen Kindern genügen 3 Glob. Ferrum phosphoricum kann auch dann helfen, wenn Ohrenschmerzen oder Durchfall das Fieber begleiten, es stabilisiert auch den Kreislauf.

Ist neben Aconitum-Symptomen eine stärkere Schwäche vorhanden, z.B. durch Durchfall, so ist oft *Aconitum/China comp.*, ein ausgezeichnetes Mittel. Meist lasse ich davon 4 x tgl. 5 Glob. nehmen.

Anwendungshinweise für potenzierte Heilmittel

Die Mundschleimhaut ist sehr aufnahmefähig, manche Arzneimittel wandern durch sie hindurch fast so schnell in den Kreislauf, als wenn sie gespritzt würden. Zudem ist der Mundbereich ein Zentrum der Wahrnehmung: Tast-, Geschmacks- und Geruchssinn vereinen sich hier. In der Embryonalzeit müssen alle so genannten «Keimblätter» zusammenwirken, um in komplizierten Entwicklungsvorgängen die Mundregion auszubilden. Aus diesen Keimblättern entwickeln sich alle Gewebe und Organe des menschlichen Leibes, und so besteht eine ursprüngliche Verwandschaftsbeziehung dieser Region zum ganzen Körper. Potenzierte Heilmittel sollen daher nicht einfach geschluckt, sondern länger im Mund behalten werden. Mindestens eine Minute sollte man Tropfen oder Ampuleninhalt im Mund lassen, bevor man sie hinunterschluckt. Globuli lässt man entweder langsam im Mund zergehen oder löst sie in klarem Wasser auf und lässt die Lösung ebenfalls einige Zeit im Mund, bevor sie geschluckt wird. Die Auflösung der Globuli führt oft zu einer besonders deutlichen, aber auch milden Wirkung. Man versteht dies vielleicht, wenn man die Globuli den Samenkörnern vergleicht, in denen auch eine Wachstumskraft zur Ruhe gekommen ist, sich aber entfaltet, sobald Wasser hinzugegeben wird.

Grundsätzlich sollte man nicht unmittelbar nach der Einnahme potenzierter Medikamente essen (und schon gar nicht vorher) sondern damit mindestens eine viertel Stunde warten, da starke Geschmackseindrücke die Aufnahmefähigkeit für die feine Wirkung der Medikamente behindern. Gleiches gilt selbstverständlich für Zähneputzen, Kaugummikauen und Rauchen.

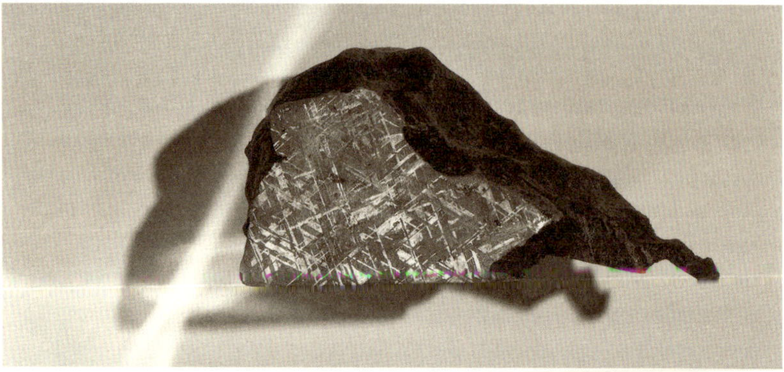

Meteoreisen – handgreifliches Relikt einer flüchtigen Lichterscheinung am Himmel. Die äußere Schmelzrinde ist dunkel, doch im Inneren belegen die leuchtenden Kristalllinien kosmische Herkunft und Lichtverwandtschaft

Häufig wird angenommen, Kaffegenuss oder Pfefferminzöl würden die Wirkung homöopathischer Arzneien völlig zunichte machen. Dies entspricht nicht meiner Beobachtung. Pfefferminzöl hat aber eine lokal leicht betäubende Wirkung und macht den Mund für neue Eindrücke unempfindlich (man kann auch kein Essen abschmecken, kurz nachdem man sich mit einer stark pfefferminzhaltigen Zahnpasta die Zähne geputzt hat). Eine homöopathische Gabe unmittelbar nach Pfefferminzgenuss muss somit weitgehend unwirksam bleiben. Ähnliches gilt sicher für den Kaffee. Will man eine optimale Wirksamkeit erreichen, so sollte man tatsächlich Pfefferminzzubereitungen (aber auch andere ätherische Öle) weglassen, zumindest aber sollte man einen entsprechenden zeitlichen Abstand einhalten.

Von besonderer Bedeutung beim Beginn eines grippalen Infektes scheint mir *Meteoreisen/Phosphor/Quarz*. Für mich ist Meteoreisen «das Grippemittel» schlechthin. Im Kapitel über Grippeursachen wurde über den eigenartigen Zusammenhang von Grippepandemien und Phasen maximaler Sonnenfleckenaktivität berichtet. Es wurde gezeigt, dass im Bereich der Sonnenflecken das von der Sonne ausstrahlende Licht einerseits zurückgedämmt wird, dass andererseits hier aber in gewaltigen Eruptionen Sonnenmaterie ins All geschleudert wird. Rudolf Steiner schildert nun, dass solche ausgeworfene Sonnensubstanz in Beziehung steht zur

Bildung von Meteoreisen. Tatsächlich kann man mit spektralanalytischen Messungen starke «Eisenlinien» im Sonnenlicht wahrnehmen, die auf ein Vorhandensein dieses Metalls in der Sonne schließen lassen. In letzter Zeit wurden darüber hinaus feinste Eisentingierungen des von der Sonne ausstrahlenden «Sonnenwindes» festgestellt.[24] Darüber hinaus gibt es Hinweise darauf, dass in der Sonnenmaterie, die in den Sonnenflecken ausgeworfen wird, ein erhöhter Eisengehalt besteht. Die derzeitige astronomische Auffassung sieht den Bildungsort des Meteoreisens dagegen in viel sonnenferneren Gegenden, allerdings wird auch hier angenommen, dass es ursprünglich aus sonnenartigen Vorgängen gewaltiger «Kernverschmelzungen» in den Frühzeiten unseres Universums hervorgegangen ist.[25] Auch wenn eine unmittelbare physische Identität der feinsten, von der Sonne ausgehenden Eisenwirkung mit den greifbaren Eisenquantitäten der Meteoriten nicht behauptet werden kann, so ist doch eine qualitative Verwandtschaft festzustellen. Schneidet man ein Stück Meteoreisen durch und ätzt es an, so erscheinen strahlige Kristallstrukturen, die Neumannschen Linien und Widmannstättenschen Figuren, die in irdischem Eisen nicht auftreten.[26] Auch an diesen sternartigen Strukturen kann man Sonnenqualitäten erfühlen. Erst unmittelbar vor Drucklegung wurde ein weiterer innerer Zusammenhang zwischen Meteoreisen und Sonne deutlich. Eine geochemische Arbeitsgruppe um Astrid Holzheid veröffentlichte in der Zeitschrift «Nature»* neue Erkenntnisse, die nahelegen, dass alles Gold, das wir auf der Erde finden, ausschließlich durch Meteoriten zu uns gelangt ist. Dies zeigt den intensiven Austausch von Kosmos und Erde. Das Gold, reines Metall, das seit alters her in seinen inneren Qualitäten der Sonne zugeordnet wird, ist uns offenbar ebenso wie das Meteoreisen durch die «kosmischen Sendboten» der Meteoriten gleichsam als Geschenk des Weltalls vermittelt worden.

* Der Spiegel, 31/2000

Meteoreisen/Phosphor/Quarz ist vor allem angezeigt, wenn man sich erschöpft und abgespannt fühlt, leichtere Krankheitssymptome auftreten, aber die Krankheit nicht richtig durchbricht. Alle drei Inhaltsstoffe haben Beziehung zum Licht. Meteoreisen wird aus Eisenmeteoriten gewonnen, sie sind gleichsam Sendboten aus dem Kosmos, die ab und an unerwartet am Himmel aufleuchten und zu Boden fallen. Sternschnuppen sind winzige Meteoriten, die zu klein sind, um die Erde zu erreichen – sie verglühen beim Eintritt in die Atmosphäre, setzen mit ihrem Aufleuchten aber doch ein Zeichen. Phosphor ist ein geheimnisvoll im Dunklen leuchtendes Element, das sich plötzlich spontan mit heißer Flamme entzünden kann und dann reichlich Licht freisetzt. Quarz schließlich ist die transparenteste Substanz der Natur, in ihm wird die Materie ganz durchlässig, sogar ultraviolettes Licht, das von Fensterglas aufgehalten wird, tritt durch ihn hindurch.

Die Grippe tritt vor allem in Zeiten des Lichtmangels auf – nicht nur in äußerem Sinn. Auch wenn die innere Lichtfreisetzung erlahmt, die Initiative gehemmt, die Stimmung gedrückt ist, besteht eine Anfälligkeit für Grippe und Erkältung. Hier wirkt Meteoreisen/Phosphor/Quarz oft großartig, allerdings vor allem, wenn es gespritzt wird. Die beste Wirkung erreicht das Mittel, wenn man es vom Arzt in die Vene spritzen lässt. Viele Patienten berichten, dass sie sich anschließend kräftiger fühlen, innerlich gestraffter und klarer sehen können (eine Patientin spricht deshalb immer von der «Klarsichtspritze»). Leider ist das Mittel nicht für die intravenöse Gabe zugelassen, ich habe es aber viele hundert Mal so gegeben und ebenso zahlreiche Kollegen, wobei es nie Schwierigkeiten gab. Allerdings kann dies so nur durch den Arzt erfolgen.

Wenn man Globuli nimmt, muss man sie relativ hoch dosieren. Bei «Grippegefühl» nimmt man stündlich 10 Globuli, das Mittel ist gut zur Basisbehandlung der Grippe geeignet, auch dann wenn zusätzlich andere der geschilderten Mittel gegeben werden. Zur Vorbeugung und in der Rekonvaleszenz genügt es, 3 x tgl. 10 zu nehmen.

Gute Wirkung bei diffusen Ängsten und Panikattacken

Wendet man potenziertes Meteoreisen (z.B. Ferrum sidereum D6 Trit.) beim Menschen an, so beobachtet man oft eine sehr gute Wirkung bei diffusen Ängsten und Panikattacken. Es handelt sich also um eine mutig, beherzt stimmende Substanz. Wir hatten gesehen, dass ein Mangel dieser Seelenqualitäten den Menschen besonders anfällig macht. Bei Grippe und Grippefolgen mache ich immer wieder gute Erfahrungen mit der Einzelsubstanz, vor allem aber mit dem genannten Kompositionsmittel.

Sieht man die Signaturen in ihrer Gesamtheit, so erkennt man, dass offenbar in Zusammenhang mit einem kosmischen Geschehen, das große Bevölkerungsteile geneigt macht, an Grippe zu erkranken, auch im Kosmos die Entstehung eines wichtigen Heilmittels veranlagt wird. Man fühlt sich an das Motiv im Parzival erinnert, dass das Schwert, welches die Wunde schlug, diese auch zu heilen vermag.

Dabei muss es nicht immer nur die zubereitete Substanz aus der Apotheke sein, die heilsam wirkt. Mut und Gedankenklarheit, aber auch Herzenskraft, Liebefähigkeit, «Sonnenqualitäten» in sich zu pflegen, kann Ausgangspunkt für Gesundheit sein. Das Anschauen der Vorgänge im Kosmos kann eine Anregung sein, dies meditativ in sich zu vertiefen.

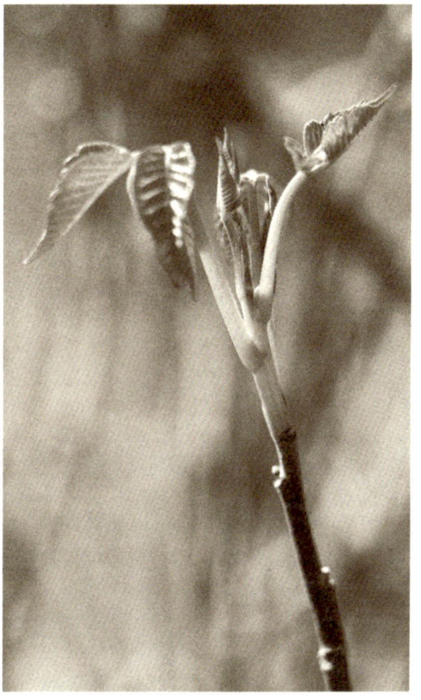

Frühjahrstrieb des Giftsumach (Rhus toxicodendron)

Nun aber zurück zur konkreten Grippebehandlung.

Eine typische Grippe geht mit *Muskelschmerzen* einher. Hiergegen helfen folgende Mittel am besten:

Rhus toxicodendron bei Muskelschmerzen und Unruhe, die durch Bewegung besser werden

Rhus toxicodendron e fol D12 (10 Glob. in 1/4 Glas Wasser, 1/2 stündlich 1 TL) ist angezeigt, wenn im ganzen Körper Muskelschmerzen bestehen, die durch Bewegung wesentlich gebessert werden. Eine starke Unruhe besteht deshalb bei den meisten Patienten, die daher rührt, dass fortgesetzte Bewegung tatsächlich bessert, bei Ruhe wird alles schlimmer. Ganz besonders hilfreich ist Rhus toxicodendron auch, wenn es im Rahmen des Infektes zu Fieberbläschen an den Lippen kommt. Der Giftsumach, ein Verwandter des Essigbaums, der die Ausgangssubstanz für dieses Medikament darstellt, stammt aus einer tropisch beheimateten Familie und wächst in Nordamerika wild. Er ist damit der Vertreter seiner Familie, der sich am weitesten von seinem Ursprung entfernt hat. Seine gesamte Gestalt findet (im Gegensatz zum Essigbaum) zu keiner Aufrechte, die Äste winden sich eigenartig verschraubt, und überall treiben Ausläufer aus dem Boden. Etwas von der Ruhelosigkeit, die man im Arzneimittelbild findet, spürt man bereits beim Anblick der Pflanze. Im Herbst leuchtet nach den ersten kühlen Nächten der Giftsumach leuchtend rot auf, längst bevor andere Pflanzen Herbstfärbung annehmen. Wie dieser nördlichste Vertreter einer Tropenfamilie vom Kälteeinbruch zu einer «entzündungsartigen» Reaktion veranlasst wird, hilft Rhus toxicodendron oft besonders gut, wenn Folgen einer Unterkühlung (z.B. durch Luftzug) zu behandeln sind. Rhus toxicocendron eignet sich auch sehr zur Behandlung anhaltender Schwäche gegen Ende einer Viruskrankheit.

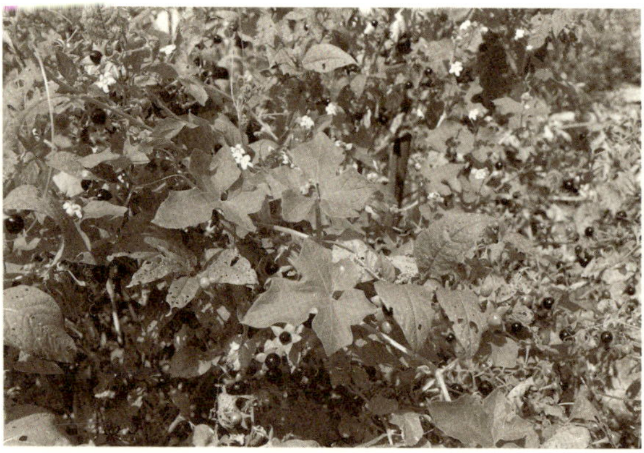

Bryonia, die hier ein Tollkirschendickicht überzogen hat. Man sieht die schwarzen Beeren unter den dreizipfligen Bryoniablättern hervorleuchten.

Bryonia e rad. D6 oder D12, ein Mittel aus der Zaunrübe, (ebenfalls am besten in der beschriebenen Weise gelöst genommen) hilft dagegen bei Schmerzen, die völlige Ruhe, ja Bewegungslosigkeit verlangen. Jede Bewegung ist unerträglich. Oft ist dies gerade auch hinsichtlich der Augenmuskeln der Fall, weshalb Lesen sehr unangenehm ist. Meist sind die Kranken reizbar angespannt und haben viel Durst, häufig auf Kaltes. Die Gliederschmerzen werden meistens durch anhaltenden Druck besser (während beginnender und oberflächlicher Druck unangenehm ist). Bryonia ist in dem unten beschriebenen, wichtigen Grippemittel *Gelsemium comp.* enthalten.

Eupatorium D6, der wilde Dost, (stündlich 5 Globuli, nach Eintritt der Besserung kann man es seltener geben), hilft dagegen vor allem dann, wenn die *Schmerzen* hauptsächlich in den *Schienbeinen* sitzen, allerdings können auch Schmerzen in anderen Körperteilen vorhanden sein, z.B. in Form von Bauchschmerzen mit Übelkeit. Charakteristischerweise ist das Fieber, das durch Eupatorium gebessert wird, *morgens höher*, während es für gewöhnlich ja abends ansteigt. Oft ist auch Husten vorhanden, der im Kehlkopf und Kopf wehtut.

Ein gutes Grippemittel kann auch *Arnica* sein. Es liegt dann oft ein schwerer Krankheitszustand vor, oft sind die Patienten relativ apathisch, das Gesicht ist meist rot, wesentlich aber sind *starke Muskelschmerzen*. Selbst das Bett scheint zu hart zu sein. Wenn Patienten einem bei einer schweren Erkältung oder Grippe sagen, sie wüssten nicht, ob sie liegen oder sitzen sollen, alles sei unerträglich, hilft oft Arnica D12 (2 – 3 x tgl. 5 Glob.). Oft erscheint es dann als richtiges «Wundermittel».

Weniger schlimm sind die Muskelschmerzen, die durch *Gelsemium*, dem wilden Jasmin, gebessert werden. Die Schmerzen stellen sich eher als ein dumpfes Ziehen dar. Immer liegt ein starkes Erschöpfungsgefühl vor, manchmal sogar ein Zittern der Glieder. Charakteristischerweise bestehen dumpfe Kopfschmerzen, die oft wie ein Band über den Schläfen empfunden werden. Meist hilft das Mittel gut in der D12. Auch Gesemium ist in Gelsemium comp. enthalten.

Von den «allgemeinen Grippemitteln» ist schließlich noch *Nux vomica*, die Brechnuss, der steinharte Samen einer südamerikanischen Liane, zu nennen. Erkältungskrankheiten und Grippe, die gehetzte, überarbeitete, erschöpfte Menschen trifft, reagieren oft sehr gut auf Nux vomica D12 oder D30 (2 x tgl. 5 Glob.). Viele Manager brauchen dieses Mittel gelegentlich. Zwar sind eher Männer «nux-vomica-bedürftig», eine in Beruf, Familie, Haushaltsführung und Erziehung geforderte Frau kann dieses Mittel aber auch gelegentlich benötigen. Wenn dieses Mittel indiziert ist, frieren die Betroffenen charakteristi-

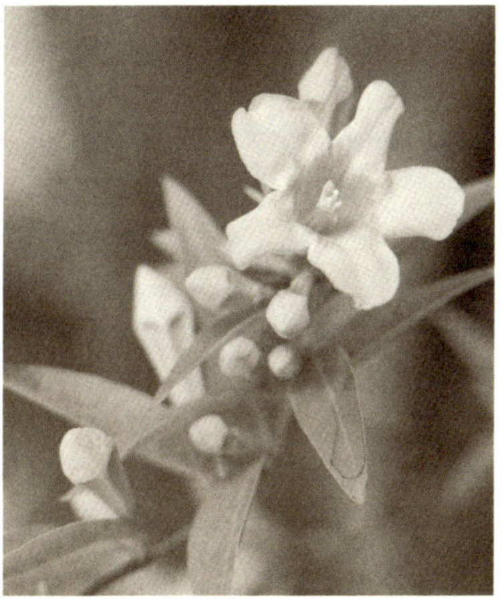

Gelsemium

Nux vomica. Im verschlungenen Stamm fühlt man die Stauung, die sich einmal explosiv entladen kann.

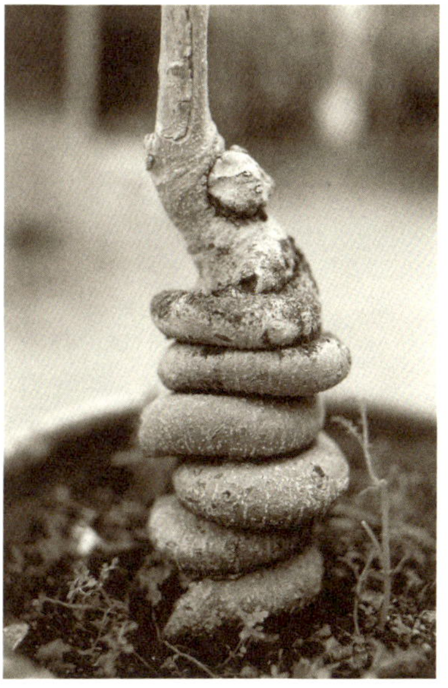

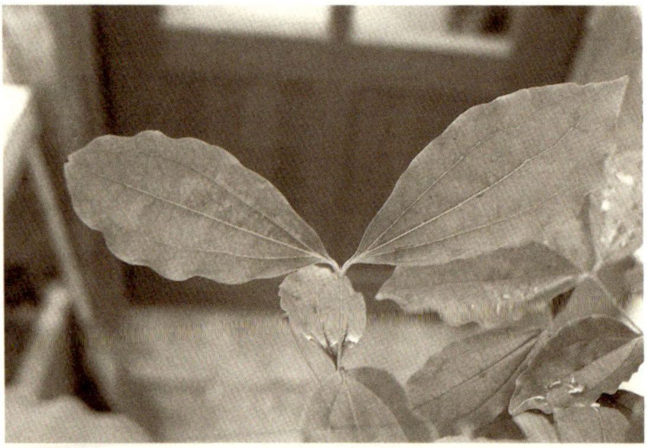

Nux vomica. Verfolgt man die Blattkontur, empfindet man fast das vibrierende Beben, das den Seelezustand des Nux-Vomica-Patienten auszeichnet. In der Vergiftung mit der Pflanze kann sich das zu sehr unangenehmen Krämpfen steigern.

scherweise sehr. Gerade zu Beginn einer Erkältung kann Nux vomica hilfreich sein, wenn die Nase trokken, aber verstopft ist, es im Hals kratzt und in der Stirn ein dumpfer Druck empfunden wird. Später werden andere Mittel benötigt, oft kann aber auch eine «Grippe» im Anfangsstadium durch diese Arznei aufgehalten werden. Selbstverständlich muss man trotz Einnahme des Medikamentes versuchen, sein Leben so zu verändern, dass es auch noch Momente des Innehaltens und Kraftschöpfens gibt, sonst erweist man sich einen Bärendienst, wenn die Medizin das «falsche Tun» nur noch weiter unterstützt. In diesem Fall kann es schließlich zu einem Zusammenbruch kommen, der sehr viel schlimmer und anhaltender sein kann, als es ein paar Tage Bettruhe und Besinnung gewesen wären. Besonders bewährt hat sich Nux vomica gerade auch bei Patienten, die viel Kaffee trinken, um ihren aufreibenden Tagesanforderungen noch gerecht werden zu können.

Gelsemium comp. – eine bewährte Komposition bei Grippe

Ein allgemein sehr bewährtes Grippemittel ist *Gelsemium comp.*. Anfangs gibt man stündlich 5 Glob., später seltener. Bei Erwachsenen hat sich auch die 5 mal tägliche Einnahme von 10 Globuli als hilfreich erwiesen. Gelsemium comp. enthält gemeinsam potenziertes Gelsemium, Bryonia und Vivianit, ein Eisenphosphat, ähnlich dem Ferrum phosphoricum. Während dieses aber gelblich gefärbt ist und der chemischen Synthese entstammt, wird Vivianit natürlich als klarer grüner Kristall gefunden, es stellt die vitalere Variante der beiden dar. Gelsemium comp. ist vor allem dann angezeigt, wenn bei mäßigem Fieber deutliche Kopfschmerzen und Schwäche bestehen. Kopfschmerzen und Krankheitsgefühl lassen bei Einnahme des Mittels meist rasch nach. Wenn man keine Hinweise für die genannten Einzelmittel hat, so kann eine Grippe oder Erkältung oft gut durch abwechselndes Einnehmen von Gelsemium comp. und Meteoreisen/Phosphor/Quarz behandelt werden.

Zu Beginn der 20er-Jahre wurde *Infludo* (damals Infludoron) entwickelt. Es enthält ziemlich tiefe Potenzen verschiedener Heilmittel: Aconitum D3, Bryonia D2, Eucalyptus D2, Eupatorium D2, Phosphorus D4 und Sabadilla D3. Dieses Mittel zeigt, wie sich die Ansprechbarkeit auf Arzneimittel mit geänderten Lebensverhältnissen wandelt. Bei der damals sehr schweren und an Opfern reichen Grippeepidemie wurden mit diesem Mittel fantastische Erfolge erzielt und die Komplikationsrate der gefährlichen Grippe drastisch gesenkt. So wurde z.B. von zwei benachbarten Asylen für Alte und unheilbar Kranke berichtet[27], in denen im Winter 1921/22 fast alle Insassen an Grippe erkrankt waren. Im einen Asyl habe es unter Behandlung mit «Aspirin usw.» bei 50 Kranken 18 Todesfälle an Lungenentzündung und Kreislaufschwäche gegeben, im anderen, bei dem nur Infludoron gegeben wurde, bei 140 Patienten nur einen einzigen Todesfall. Bei diesem habe sich dann herausgestellt, dass der verstorbene Patient versehentlich das Medikament nicht erhalten hatte. Auch heute noch gibt es Patienten, die auf dieses Mittel gut ansprechen, andere vertragen es aber schlecht. Wahrscheinlich hat sich die Konstitution der Menschen geändert. Heute ruft Infludo nicht selten Unruhe und Schlaflosigkeit hervor, was wahrscheinlich vor allem durch die tiefe Phosphor-Potenz bewirkt wird. Interessanterweise wurde Anfang des 20. Jahrhunderts die Nebenwirkungsarmut des Präparates betont. Heute sollte dieses Mittel nicht bei nervösen und nervlich abgespannten Patienten gegeben werden, da bei ihnen die genannten Nebenwirkungen besonders häufig vorkommen. Offenbar hat die Sinnesüberreizung durch Fernsehen, PC-Arbeit etc. so zugenommen, dass die Ansprechbarkeit auf Medikamente sich deutlich verändert hat. Man könnte sich aber vorstellen, dass eine ähnliche Komposition in höheren Potenzen heute bei einem schweren Grippeausbruch wieder hilfreich sein könnte. Ein dem Infludo ähnliches Mittel liegt als *Ferrum phosphoricum comp. Glob.* vor, bei dem der Phosphor durch das sehr viel verträglichere Ferrum phosphoricum in der D6 ersetzt wurde. Ein weiterer Vorteil dieses Präparates ist, dass es im Gegensatz zu Infludo keinen Alkohol enthält.

Infludo

Eindrucksvolle Erfolge bei Grippeepidemien in den 20er Jahren

Veränderte Konstitution der Menschen kann zu Unruhe führen

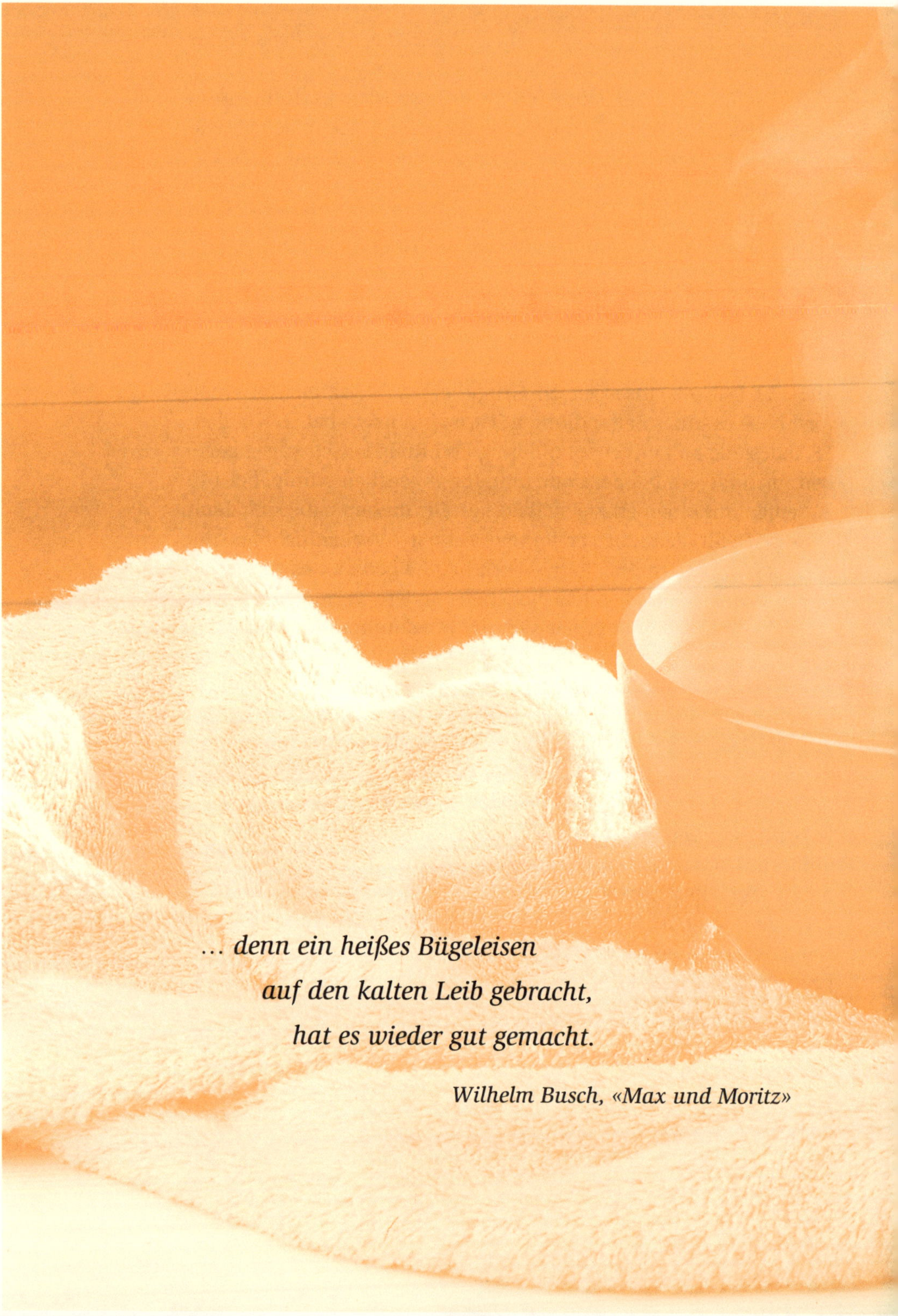

… denn ein heißes Bügeleisen
auf den kalten Leib gebracht,
hat es wieder gut gemacht.

Wilhelm Busch, «Max und Moritz»

Örtliche Erkrankungen

Keineswegs jede Erkältungskrankheit verläuft als hochfieberhafte «grippale» Allgemeinerkrankung. Viele «Infekte der Atemwege» konzentrieren sich auf Nase, Hals oder den Bronchialbereich. Nachfolgend werden daher die einzelnen Organbereiche mit ihren Erkrankungs- und Behandlungsmöglichkeiten beschrieben. Wenn im Rahmen einer grippalen Allgemeinerkrankung trotz der oben genannten Maßnahmen Symptome in diesen Einzelbereichen noch im Vordergrund stehen sollten, so können selbstverständlich auch die hier genannten Maßnahmen zum Einsatz kommen.

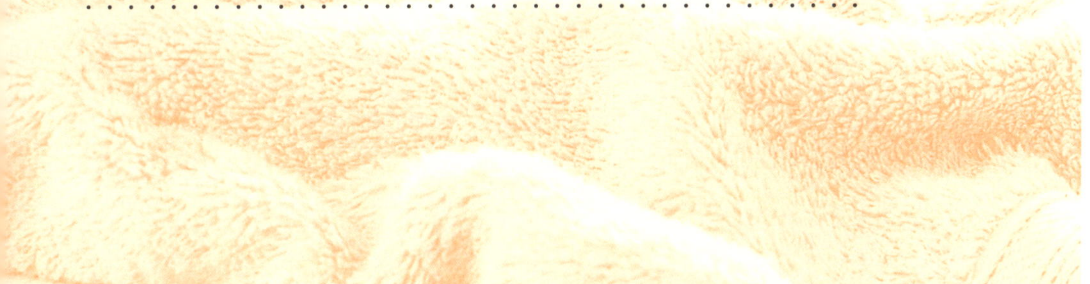

Husten und Bronchitis

Hilfreiche Mittel

Eine echte Grippe geht immer, andere Erkältungskrankheiten meistens mit Husten einher. Anfangs erscheint er meist als trockener Reizhusten, später löst sich Schleim, der ausgeworfen wird. Sehr häufig geht eine Grippe auch mit einer Luftröhrenentzündung (Tracheitis) einher, die ebenfalls zum Husten reizt und mit unangenehmem Brennen hinter dem Brustbein verbunden ist. Bei der Luftröhrenentzündung helfen erfahrungsgemäß *Bronchi/ Plantago comp. Globuli* gut, von denen man stündlich 5 nimmt. Trockener Reizhusten spricht gut auf *Archangelica comp.* in der gleichen Dosierung an. Wenn ständiges Kitzeln in der Mitte des Brustbeins zum Husten zwingt, so hilft meistens *Rumex crispus D6,* ein Heilmittel aus dem krausen Ampfer, von dem man stündlich 5 Globuli oder Tropfen nimmt.

Reichlich Flüssigkeitszufuhr

Grundsätzlich ist reichlich Flüssigkeitszufuhr wichtig, um den Schleim zu verflüssigen. Besonders geeignet sind die bereits erwähnten Teemischungen. Zusätzlich kann das Lutschen von Hustenbonbons oder Husten-Sirup lindern.

Ist vor allem die Nachtruhe durch Hustenattacken gestört, so erleichtert häufig *Olivenit D8* sehr, wenn man vor dem Schlafen und bei Bedarf 5 Tropfen nimmt. Olivenit ist ein natürliches Mineral, das in der anthroposophischen Medizin verwendet wird. In der Homöopathie wird ein chemisch entsprechendes Mittel mit dem Namen Cuprum arsenicosum eingesetzt.

Nächtliche Plagen

Wird zäher, fadenziehender Schleim ausgeworfen, so ist oft *Coccus cacti D6* (1/2 stündlich 5 Globuli oder Tropfen) günstig. Bei vor allem nächtlichem Auswerfen großer Schleimmengen hilft meist *Spongia tosta D12* (2 bis 3 mal täglich 5 Globuli oder Tropfen). Äußerlich wende ich sehr gerne *Plantago-Bronchialbalsam* an, der auf Brust und Rücken eingerieben wird. Bei sehr empfindlicher Haut können allerdings Reizungen auftreten. Bei Säuglingen sollte man auf die Anwendung des Balsams verzichten.

Quarkwickel

Wenn reichlich Schleim produziert wird, ist ein *Quarkwickel* außerordentlich wohl tuend. Man bestreicht dazu ein dünnes Tuch (altes Stück Bettlaken, Moltontuch etc.), das in der Größe den Brustkorb umfassen sollte ca. 1/2 cm dick mit Quark, der Raumtemperatur haben sollte, schlägt das Tuch ein und legt es für ca. 10 Min. zwischen zwei heiße Wärmflaschen. Dann wickelt man das Tuch um den Brustkorb des Kranken und legt noch ein trockenes Wolltuch darüber. Zuvor hat man schon eine flüssigkeitsdichte Unterlage auf das Bett gelegt und darauf ein großes Badehandtuch. Alle Schichten wickelt man nun um den Patienten und lässt den Wickel in der Regel mindestens eine Stunde liegen. Der Wickel wird abgenommen, wenn der Quark bröckelig-trocken ist (vorsicht, damit nichts ins Bett bröselt!). Man wäscht anschließend den Oberkörper des Patienten mit lauwarmem Wasser und trocknet ihn gut ab. Der Wickel erleichtert das Abhusten und vermindert die Schleimbildung.

Bei Vorerkrankungen der Lunge muss ein Arzt hinzugezogen werden

Bei Patienten mit Asthma bronchiale oder chronisch obstruktiver Bronchitis sowie bei Verschlechterung des Allgemeinzustandes muss der Arzt entscheiden, ob die genannten Maßnahmen ausreichen oder evtl. ein Antibiotikum hinzugefügt werden muss, wenn sich eine Beteiligung von Bakterien nachweisen lässt.

Schnupfen

Befall von Ohren oder Nasennebenhöhlen

Eine Entzündung der Nasenschleimhäute begleitet mehr oder weniger stark eigentlich jede Erkältungskrankheit, er kann aber auch das einzige Krankheitssymptom darstellen. Der Schnupfen selbst ist nicht gefährlich und vergeht auch ohne spezielle Behandlung. Allerdings kann die Verschwellung der Nasenschleimhäute zu einer Minderbelüftung der Nasennebenhöhlen oder auch des Ohres, das durch die Ohrtrompete oder eustachische Röhre mit dem Nasen-Rachenraum verbunden ist, zu einer Entzündung auch dieser Organe führen, die bereits ernsthaft, schmerzhaft und nicht ganz ungefährlich sind. Auch führen Verstopfung der Nase, Niesreiz und Fließschnupfen selbst schon zu einer deutlichen Beeinträchtigung des Allgemeinbefindens. Wenn die eigentlich relativ trockenen Überzüge der luftgefüllten Räume, der Nasennebenhöhlen, im

Kopf sich so flüssigkeits- und schleimproduzierend benehmen wie dies z.B. für die Darmschleimhaut richtig wäre, so verschwindet die Ruhe und Klarheit, die im Kopf vorhanden sein sollte.

Verstopfte Nase

Besonders lästig ist auch, wenn die Nachtruhe durch die «verstopfte Nase» gestört und man zur Mundatmung gezwungen ist, die ihrerseits die Entstehung von Halsbeschwerden fördert.

«Laufende» Nase

In der Behandlung ist vor allem zu unterscheiden, ob eher Schwellung und Atmungsbehinderung oder eher die «laufende Nase» im Vordergrund der Beschwerden steht. Letzteres ist ein eher geringeres Problem. Hier hilft oft das Arzneimittel *Allium Cepa*, das aus der Küchenzwiebel hergestellt wird. Vor allem, wenn das Sekret aus der Nase relativ dünnflüssig und scharf ist, die Haut reizt, helfen Globuli in der D6, 1/2 stündlich genommen gut. Eine gleichzeitige Reizung der Bindehäute des Auges wird positiv mitbeeinflusst, wobei das Tränensekret dann eher mild ist und im Gegensatz zum Ausfluss der Nase die Haut nicht reizt.

Wenn dagegen ausgesprochen intensives Brennen durch das Sekret auftritt, verbunden mit gleichzeitigem Niesen, durch das jedoch die Verstopfung der Nase nicht gelindert wird, so ist meistens *Arsenicum album D12* indiziert. Nahezu sicher hilft dieses Mittel, wenn gleichzeitig große innere Unruhe und Durst besteht.

Wenn «alles stockt» …

Wenn dagegen «alles stockt» und keine Luft durch die Nase zu bekommen ist, würde man sich Sekretion eher wünschen. Hier sind vor allem Mercur-Präparate von Bedeutung. Meiner Erfahrung nach ist das beste Mittel, um die erlösende Absonderung in Gang zu bekommen und Atemerleichterung und Belüftung der Nebenhöhlen zu erlangen, *Nasturtium Mercurio cultum Rh D3*. Hiervon kann zunächst stündlich eine Gabe von 5 Tropfen verabreicht werden, später nimmt man es seltener. Es handelt sich hier

Brunnenkresse

um Brunnenkresse, die auf einem Boden gewachsen ist, der mit potenziertem Quecksilber gedüngt wurde. Angesichts der Giftigkeit von Quecksilber hört sich dies beunruhigend an, aber Sie brauchen keine Angst vor Vergiftung zu haben, es werden nur homöopathische Mengen zur Bodenbehandlung eingesetzt. Mercur, Quecksilber, hat eine tiefe Beziehung zum Flüssigen im

Menschen und es ist ja (neben Gallium) das einzige Metall, das unter unseren üblichen Lebensbedingungen flüssig ist.

… oder Zinnober

Eine Verbindung von Quecksilber und Schwefel, der Zinnober (oder lateinisch *Cinnabaris*) ist ebenfalls ein sehr gutes Mittel, um den Sekretfluss in Gang zu setzen. Man gibt es (in der D6 als Tabletten oder in der D12 als Globuli) meist dann, wenn bei verstopfter Nase ein starker Druck auf der Nasenwurzel besteht.

Wenn gleichzeitig Heiserkeit und Halsschmerzen bestehen sollten, so sind *Pyrit/Zinnober* Tabletten oft hilfreich, von denen man stündlich eine nimmt, nach Eintritt der Besserung genügt es, viermal täglich eine zu lutschen. Bei kleinen Kindern sollte man die Tabletten halbieren.

Nachteile von Nasensprays …

Wichtig ist aber auch die *Lokalbehandlung der Nase.* Übliche Nasensprays enthalten Substanzen, welche die Blutgefäße der Schleimhaut zusammenziehen. Eine Blutfülle ist es in erster Linie, welche die Schwellung auslöst. Diese Nasensprays, die heute meistens Xylomethazolin enthalten, helfen prompt, sie haben aber auch Nachteile. Die Nasenschleimhaut gewöhnt sich rasch an den Effekt und schwillt immer schneller an, was zu regelrechter Suchtentwicklung führen kann. Auf die Dauer degeneriert die Schleimhaut und es entsteht eine so genannte Atrophie, die nur noch schwer behandelbar ist. Im Notfall verwende auch ich manchmal diese Nasensprays (z.B. Olynth®, Nasivin®, Otriven® etc.), denn eine ausreichende Belüftung der Nebenhöhlen und Ohren ist vor allem dann sehr wichtig, wenn diese Organe selbst im Rahmen der Erkältung mitbeteiligt sind. Meistens reicht es aber aus, ein Nasenspray anzuwenden, das Meerwasser oder eine Salzlösung enthält (z.B. *Rhinomer®-Nasenspray, EMSER Nasenspray* etc.). Noch anhaltender wirksam, aber etwas umständlich zu beschaffen ist Berdonia Nasenspray der Wala Nederland. Dieses Nasenspray, das vom Apotheker aus Holland importiert werden muss, enthält potenzierten Zitronensaft, Quitten- und Sauerdornauszug sowie Quarz in potenzierter Form. Es regt die Formungsprozesse der Nasenschleimhaut an und hat somit nicht nur eine symptomlindernde, sondern heilende Wirkung.

… werden durch Kochsalzsprays vermieden

Nasenduschen mit Salzwasser helfen bei Nasenverstopfung durch trockene Borken

Wenn der Schnupfen fortgeschrittener ist und borkige Krusten die Nase verstopfen, so sind Nasenduschen mit Salzwasser die wirksamste Maßnahme. In der Apotheke kann man ein einfaches Gerät, die «*Siemens-Nasendusche*» für wenig Geld kaufen. Dies ist ein Behälter mit Ansatz für ein Nasenloch. Der Behälter wird mit Salzwasser gefüllt, das man selbst zubereiten kann, indem man gerade so viel Salz zugibt, dass die Flüssigkeit nach Tränen schmeckt. Körperwarm lässt man diese Lösung in ein Nasenloch einlaufen, durch das andere läuft sie dann heraus und spült dabei Borken aus.

Nasensalbe

Gut kann auch die Gabe von *Nasenbalsam Wala oder Schnupfen-Creme Weleda* sein. Die Salbengrundlage pflegt die gereizten Nasenschleimhäute, während ätherische Öle eine Befreiung der Nasenatmung bewirken. Sauerdorn(Berberis)auszüge, die im Nasenbalsam enthalten sind, straffen und formen die verquollene Schleimhaut. Eine rasche Befreiung der Nase erreicht man oft auch durch einen Tropfen Pfefferminzöl, den man unter der Nase einreibt. Alle ätherischen Öle (und auch die genannten Salben) sollte man dagegen nicht bei Säuglingen einsetzen, da bei ihnen befürchtet wird, dass durch Reflexe ein Atemstillstand ausgelöst werden könnte.

Wenn die Schleimhäute durch einen schon lange anhaltenden Schnupfen überfordert sind und dazu neigen, rissig und blutig zu werden, scheint mir vitaminhaltiges *Coldastop-Nasenöl* besonders geeignet.

Kamillendampfbad

Schließlich muss man die beliebten *Kamillendampfbäder* erwähnen. Bei ihnen gießt man kochendes Wasser in eine Schüssel, in der eine kleine Hand voll trockener Kamillenblüten oder 2–3 Kamillenteebeutel liegen. Man breitet ein Handtuch über die Schüssel und streckt schließlich den Kopf unter das Tuch, der nun wie in einem Zelt dem aufsteigenden Kamillendampf ausgesetzt ist. Diese Maßnahme ist oft recht angenehm, da sie die Nase rasch befreit und Kopfschmerzen dadurch zurückgehen. Man muss allerdings sehr auf Standfestigkeit der Schüssel achten und sollte ein Dampfbad auch bei unruhigen Kindern vermeiden, da eine Verbrühung durch eine umstürzende Schüssel mit heißem Wasser weit schlimmer ist, als es der Schnupfen war. So angenehm ein Kamillendampfbad sein kann, so sollte man es doch nicht häufiger als zwei bis höchstens dreimal pro Tag durchführen, da es die Nasenschleimhäute austrocknet.

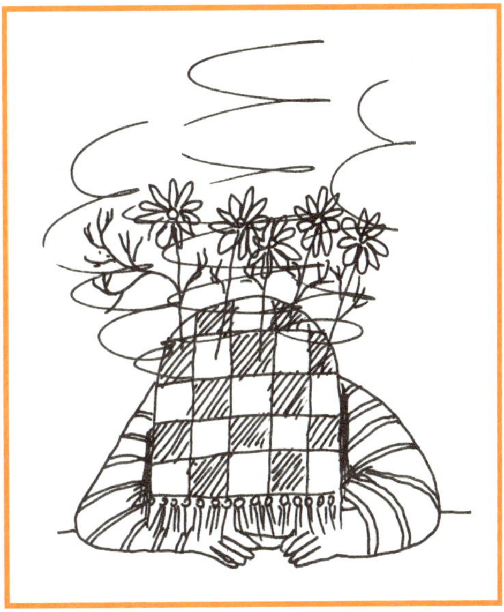

Nasennebenhöhlen-entzündung

Die Nasennebenhöhlen entwickeln sich erst im Verlauf der Kindheit und sind erst beim Erwachsenen voll entfaltet. Kleine Kinder können deshalb noch keine Nebenhöhlenentzündungen bekommen. Diese Erkrankungen gehen eigentlich immer aus einem Schnupfen hervor und sind meist durch eine länger bestehende Überforderung oder Erschöpfung verursacht. Ab und an ist aber auch eine vereiterte Zahnwurzel an einer Nasennebenhöhlenentzündung (fachsprachlich Sinusitis) schuld. Man sollte deshalb immer die Zahnreihen abtasten und bei Druckschmerzhaftigkeit einen Zahnarzt hinzuziehen. Sinusitiden zeichnen sich durch starke Kopfschmerzen im Stirn-, Kiefer- oder Augenbereich aus. Oft sind diese Regionen auch klopfempfindlich. Charakteristisch ist auch eine Verstärkung der Schmerzen beim Vorbeugen des Kopfes. Da in seltenen Fällen ein Übergreifen der Entzündung auf den Knochen, die Augenhöhle oder gar die Hirnhäute möglich ist, muss immer ein Arzt hinzugezogen werden, der die Erkrankung begleiten muss. Neben den oben im Abschnitt über Schnupfen erwähnten Maßnahmen hilft oft die Einnahme von *Silicea comp.* Glob (alle 2 Std. 5 Glob.). Bewährt hat sich auch *Sinupret*, ein pflanzliches Arzneimittel, das neben schleimlösenden Kräutern

Folgen eines Schnupfens oder vereiterter Zahn?

Zusammenhang zwischen unzureichender Verdauung und Sinusitiden

Bitterkräuter wie Enzian enthält. Tatsächlich kann man Zusammenhänge zwischen unzureichender Verdauung (auf die Bitterstoffe wirken) und Sinusitiden sehen. Es kann daher auch hilfreich sein, bittere Gemüse wie Chicoreé oder Radicchio zu essen, wenn man zu Nebenhöhlenentzündungen neigt.

Meerrettich

Sehr hilfreich sind auch *Meerrettich-Kompressen*. Hierzu reibt man eine Meerrettichwurzel, schlägt den Brei in ein Stofftaschentuch und legt dies auf den am stärksten schmerzenden Bereich oder in den Nacken. Man kann aber auch Meerrettich aus dem Glas verwenden, den es z.B. in Naturkostläden zu kaufen gibt. Nach kurzer Zeit wird ein deutliches Brennen der Haut auftreten, das man möglichst fünf Minuten lang aushalten sollte. Anschließend tupft man die Haut mit einem nassen Lappen ab und trägt etwas Öl auf.

Senfmehl

Noch etwas intensiver als eine Meerrettichkompresse wirkt eine *Senfnackenkompresse*. Man streut dazu auf ein Stofftaschentuch eine Lage Senfmehl und schlägt den Senf vollständig in das Tuch ein. Wie oben beschrieben taucht man das Tuch dann in lauwarmes Wasser, wringt es aus und lässt es 5 bis 10 Minuten auf dem Nacken liegen. Anschließend wird abgewaschen und mit etwas Öl eingerieben. Wiederum muss man die Haut kontrollieren, die sich deutlich röten soll, Blasenbildungen müssen aber vermieden werden.

Heileurythmie

Bei häufig wiederkehrender Nebenhöhlenentzündung ist *Heileurythmie* sehr hilfreich. Dies ist eine Bewegungstherapie, die von Rudolf Steiner, dem (neben Ita Wegmann) Begründer der anthroposophischen Medizin, entwickelt wurde. Hinsichtlich der Einzelheiten sollte man einen anthroposophischen Arzt zu Rate ziehen.

Mittelohrentzündung

Jede fünfte akute Atemwegserkrankung bei Kindern geht in eine Mittelohrentzündung über. Bei der Mittelohrentzündung treten oft relativ plötzlich starke Ohrenschmerzen auf. Oft geht ein Infekt

Starke Ohrenschmerzen erfordern einen Arztbesuch

der oberen Luftwege und Schnupfen voraus. Dies führt zu einer Minderbelüftung des Mittelohres, was wesentliche Ursache der Mittelohrentzündung ist. Bei Säuglingen muss man bei starkem und anhaltendem Schreien einen Verdacht auf Mittelohrentzündung haben. Die endgültige Diagnose kann nur durch den Arzt gestellt werden, der mittels eines Ohrenspiegels das Trommelfell beurteilen kann. Bis zur Konsultation des Arztes kann man die Beschwerden durch ein «*Zwiebelsäckchen*» lindern. Man hackt hierzu 1/4 bis 1/2 Zwiebel und schlägt die Zwiebelwürfel in ein Taschentuch ein, dann quetscht man die Zwiebeln etwas, damit Saft austritt und erwärmt das ganze in einem Sieb über kochendem Wasser. Nicht zu heiß legt man das Säckchen auf das betroffene Ohr. «Nebenwirkung» dieses Verfahrens ist ein starker Zwiebelgeruch. Innerlich kann man das schon erwähnte Silicea comp. (alle 1/4 Stunden 3 – 5 Glob.) und *Apis/Levisticum II* im Wechsel geben. Glücklicherweise heilen die meisten Mittelohrentzündungen ohne Anwendung eines Antibiotikums, da meistens keine bakterielle Entzündung vorliegt. Nur bei dieser könnte ein Antibiotikum helfen, meist liegt aber ein Virusinfekt zugrunde. Dennoch wird in Deutschland häufig «vorbeugend» ein Antibiotikum verordnet, in den Niederlanden erfolgt dies in weniger als einem Drittel der Fälle. Eine Studie hat gezeigt, dass 17 Kinder mit Mittelohrentzündung sofort nach Diagnosestellung mit einem Antibiotikum behandelt werden müssten, damit bei einem Kind ein Fortbestehen der Beschwerden nach dem zweiten Krankheitstag verhindert werden kann.[28] In den Niederlanden wurden im Rahmen einer Studie[29] 4860 Kinder mit einer Mittelohrentzündung zunächst ohne Antibiotika behandelt. Nur bei zwei Kindern kam es zu einer potenziell gefährlichen Knochenbeteiligung (Mastoiditis), die glücklicherweise durch Antibiotika gut behandelbar war. Nach Meinung eines Kommentators des angesehenen

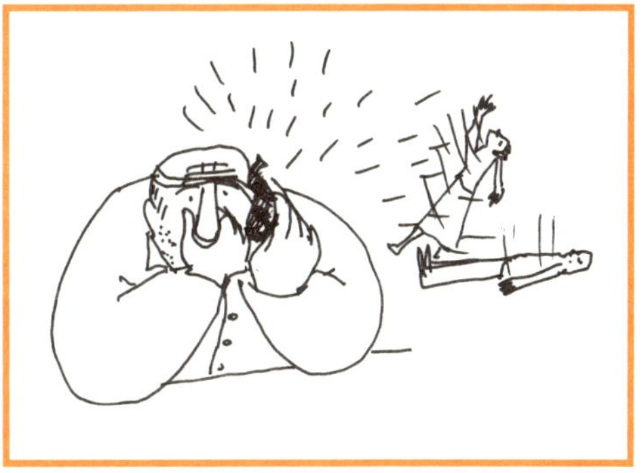

Der Zwiebelwickel lindert Ohrenschmerzen, kann aber geruchliche Nebenwirkungen haben.

Anwendung von Antibiotika?

Keine Behandlung ohne Arzt!

(schulmedizinischen) British Medical Journal sollte man in der Regel vor der Gabe eines Antibiotikums erst einmal drei Tage warten. Meist klingt die Krankheit bis dahin ohnehin ab. Man sollte mit dem Arzt besprechen, ob er einem solchen Vorgehen im individuellen Fall zustimmen kann. Keinesfalls sollte man aber eine Mittelohrentzündung ohne Arzt behandeln, da gefährliche Komplikationen möglich sind und eine engmaschige Kontrolle erforderlich ist. In jedem Fall sollte man einen begleitenden Schnupfen wie oben beschrieben behandeln.

Häufige Folge einer Mittelohrentzündung – auch wenn ein Antibiotikum gegeben wurde – ist ein *Paukenhöhlenerguss*. Entzündung und Schmerz sind dann abgeklungen, es ist aber noch die eustachische Röhre verschwollen, die das Mittelohr mit dem Nasen-Rachen-Raum verbindet. Flüssigkeit bleibt dann im nicht richtig belüfteten Mittelohr zurück. Die Hörfähigkeit kann dann deutlich beeinträchtigt sein. Man kann versuchen, durch Gabe von *Levisticum D10* (2 x tgl. 5 Glob. oder Tropfen) und *Kalium muriaticum D5* (3 x 5 Tr.) die Belüftung wieder herzustellen. Sollte das nicht ausreichend helfen, so kann oft das Organpräparat *Tuba auditiva Gl D15,* von dem man täglich abends eine Ampulle oral einnimmt, gut helfen. Wenn die Hörfähigkeit nach einer Woche noch wahrnehmbar beeinträchtigt ist, kann der (HNO-)Arzt durch Einblasen von Luft («Politzern») manchmal die Situation bessern. Gelegentlich ist es erforderlich, durch einen Schnitt im Trommelfell und eventuelles Einlegen eines Röhrchens das Mittelohr von Flüssigkeit zu befreien. Dies ist vor allem dann angezeigt, wenn durch die beeinträchtigte Hörfähigkeit eine Sprachentwicklungsverzögerung droht oder das Kind in der Schule dadurch Schwierigkeiten hat, dem Unterricht zu folgen.

Beeinträchtigte Hörfähigkeit

Halsweh

Mandelentzündung

Halsschmerzen gehören in mehr oder minder starker Form zu den meisten Erkältungskrankheiten. Stehen sie dagegen ganz im Vordergrund, ist das Schlucken sehr beeinträchtigt und sind die Lymphknoten im Kieferwinkel druckschmerzhaft und deutlich geschwollen, so könnte eine Mandelentzündung vorliegen. In diesem Fall sieht man die beidseits am Rand des Gaumenbogens gelegenen Gaumenmandeln deutlich geschwollen und gerötet, wenn man mit einem Lämpchen in den Mund leuchtet. Vielleicht sind die Mandeln sogar mit gelblichen Eiterstippchen belegt. Sind diese Zeichen vorhanden, so sollte man einen Arzt hinzuziehen, da es ein paar Gefahren auszuschließen gilt.

Nachkrankheiten durch Streptokokken

Nicht selten stecken hinter einer Mandelentzündung Bakterien, die auch Erreger des Scharlachs sind, die so genannten β-haemolysierenden Streptokokken der Gruppe A. «β-haemolysierend» bedeutet, dass sie in der Laborkultur Schafsblutkörperchen aufzulösen vermögen. Bei Erkrankungen durch diese Erreger drohen – auch nach Abklingen der Halsschmerzen – «Nachkrankheiten» an Herz, Gelenken und Nieren. Vor Jahrzehnten waren diese Nachkrankheiten viel häufiger, als sie es heute sind. Dies liegt nicht allein daran, dass heute häufig Antibiotika gegen diese Erreger verwendet werden, sondern auch an einer Wandlung der Erreger selbst. Da diese Nachkrankheiten aber bleibende Schäden hinterlassen können, ist unbedingt ärztliche Begleitung erforderlich. Ruhe muss auch dann gehalten werden, wenn eine antibiotische Behandlung erfolgt. Es sind vielfältige Hilfen mit potenzierten Heilmitteln möglich, die aber vom Arzt verordnet werden sollen und deshalb hier nicht dargestellt werden. Jedenfalls sollte ein Arzt feststellen, ob eine solche Streptokokken-Mandelentzündung vorliegt. Im Zweifelsfall sollte eine Klärung durch einen Rachenabstrich herbeigeführt werden. Hierzu wird mit einer Art Wattestäbchen etwas Schleim aus dem Rachen entnommen und anschließend untersucht. Sollten die erwähnten Keime nachgewiesen werden, so muss sorgfältig erwogen werden, ob man auf

Mögliche bleibende Schäden

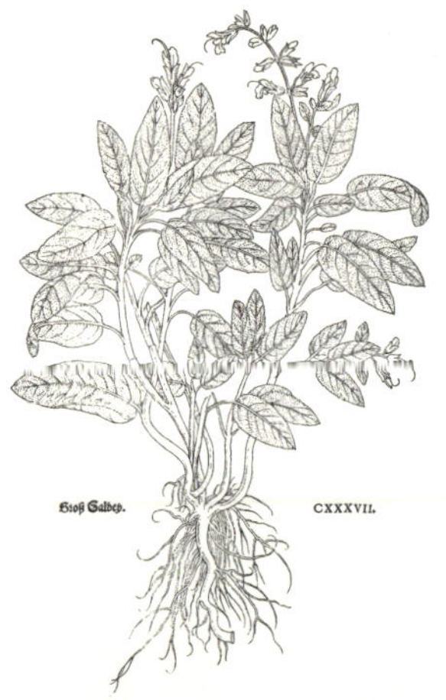

ein Antibiotikum verzichten kann, oder dieses doch benötigt.

Bei anderen Mandelentzündungen (vor allem solchen, die durch Staphylokokken hervorgerufen werden) kann es ab und an zur Abszessbildung kommen. Hinweis darauf ist es, wenn das Schlukken fast unmöglich wird und eventuell eine Vorwölbung im Mandelbereich zu sehen ist. In diesem Fall muss umgehend ein Arzt hinzugezogen werden, da es sich um eine gefährliche Komplikation handelt.

Salbei hilft bei Halsweh

Das übliche Halsweh im Rahmen einer Erkältungskrankheit oder Grippe kann aber gut selbst behandelt werden. In leichten Fällen helfen gelegentlich schon Salbeipastillen, die regelmäßig gelutscht werden. Auch Salbeitee (1 Teelöffel auf 1 große Tasse kochendes Wasser, 5 Min. ziehen lassen), mit dem man gurgelt, wenn er abgekühlt ist, hilft gut. Wichtig ist es, bei der Zubereitung des Salbeitees die Tasse abzudecken, da die wirksamen ätherischen Öle sich sonst leicht verflüchtigen.

Zitronenhalswickel

Sehr wohltätig sind auch Zitronenhalswickel. Da die ätherischen Öle der Zitronenschale neben dem Saft wichtig sind, muss man ein etwas kompliziertes Verfahren anwenden: Man übergießt eine halbe Zitrone mit 1/4 l kochendem Wasser und ritzt mit Messer und Gabel unter Wasser die Zitronenschale gut ein. Dann drückt man mit einem Glas die Zitrone aus. Das Wickeltuch wird auf die richtige Größe gefaltet, sodass es den Hals gerade gut bedeckt. Man schlägt das Tuch in eine Stoffserviette und hängt das Ganze in das heiße Zitronenwasser. Die beiden Enden der Serviette taucht man nicht ins Wasser, damit man mit ihrer Hilfe das eigentliche Wickeltuch auswringen kann ohne sich die Finger zu verbrennen. Das Wickeltuch wird dann so heiß, wie es ertragen wird, um den Hals gelegt und mit einem weichen Wolltuch bedeckt. Der Wickel wird in der Regel 1/2 Stunde belassen, falls er nicht vorher unangenehm empfunden wird. Nach Abnehmen des Wickels soll der Patient noch 1/2 Stunde ruhen. Bei sehr akutem Halsweh kann auch zunächst einmal ein kühler Zitronenhalswickel angenehm sein, bei dem man prinzipiell gleichartig verfährt, aber lauwarmes bis kühles Wasser verwendet.

Auch beim Halsweh kann eine Senfmehlkompresse im Nacken lindernd wirken, wie sie im Kapitel über Nasennebenhöhlenentzündung beschrieben ist.

Abhilfe bei Halsschmerzen

Als Medikamente gegen die Halsschmerzen haben sich *Apis/Belladonna Glob.* und *Erysidoron* bewährt. Von ersterem verordne ich anfangs stündlich 5 Globuli, bei Besserung kann man die Einnahmeintervalle ausdehnen. Ist Eiterung vorhanden oder sind die Lymphknoten im Kieferwinkel deutlich geschwollen, so hilft *Apis/Belladonna cum Mercurio* in gleicher Dosierung besser. Erysidoron verwendet man zum Gurgeln, wozu 1 TL auf 1/2 Glas Wasser gegeben wird. Bei weniger akuten, aber umso anhaltenderen und lästigen Halsschmerzen ist Echinacea comp. Essenz zu empfehlen, die in den Rachen gesprüht wird.

Kann ein kleines Kind den Speichel nicht mehr schlucken, so könnte eine lebensbedrohliche Kehldeckelentzündung die Ursache sein

Als Besonderheit bei kleinen Kindern muss schließlich noch die akute Kehldeckelentzündung (Epiglottitis) erwähnt werden. Hier kommt es zu einer Entzündung des Kehldeckels, der beim Schlucken den Kehlkopf verschließt. An dieser Entzündung sind meistens Haemophilus influenzae-Bakterien beteiligt. Diese Krankheit ist gefährlich und als Notfall zu betrachten. Leitende Hinweise sind eine rasche Verschlechterung des Allgemeinzustandes des Kindes, das oft schwer krank wirkt und eine weitgehende Schluckunfähigkeit, sodass der Speichel aus dem Mund läuft. Die Sprache ist kloßig, als habe das Kind eine heiße Kartoffel im Mund. Rasch kann sich Atemnot entwickeln, da der schwellende Kehldeckel die Atemwege beengt. Besteht Verdacht auf diese Erkrankung, so muss umgehend ein Arzt gerufen werden.

Lungenentzündung

Erste Anzeichen: Atembeschwerden

Zeichen einer Lungenentzündung können zunehmende Atemnot, Beschleunigung des Atems, Schmerzen beim Atmen oder zunehmende Schwäche sein. Die «klassische» Lungenentzündung, die durch Pneumokokken verursacht wird, ist an solchen Zeichen leicht zu erkennen. Auch fehlen bei ihr Husten und hohes Fieber in der Regel nicht. In den letzten Jahren treten aber vermehrt «atypische» Lungenentzündungen auf, die durch früher seltene andere Erreger mitverursacht werden. Hier kann Fieber ebenso wie andere typische Symptome fehlen, es besteht aber meistens zumindest Husten und vor allem eine starke Abgeschlagenheit, die zunächst unerklärlich ist.

Eine schwere Erkrankung – doch auch Chance für eine langfristige Stabilisierung der Gesundheit

Bei Lungenentzündung muss immer ein Arzt zugezogen werden

Lungenentzündungen sind schwere Erkrankungen, im hohen Lebensalter werden sie nicht selten zur Todesursache. Andererseits kann das Durchmachen einer Lungenentzündung eine wesentlich kräftigende Wirkung haben (wenn die Überwindung nicht gut gelingt, kann allerdings auch das Gegenteil der Fall sein). Vor drei Jahren habe ich bei einer immer etwas zum Kränklichsein neigenden Mutter im mittleren Lebensalter eine Lungenentzündung ohne Antibiotikum behandelt. Dies war allerdings nur möglich, weil ihr Mann sie vollständig entlasten und Bettruhe sicherstellen konnte. Anfangs kam ich täglich, um die Patientin abzuhorchen, den Krankheitsverlauf zu überwachen und Spritzen zu geben, später war dies nur noch jeden zweiten Tag nötig. Nach Überwindung der Krankheit fühlte sich die Frau so gesund wie seit Jahren nicht mehr, und sie blieb es bisher. Ein solches Vorgehen ist immer Chance und Wagnis, es erfordert Mut vom Patienten wie vom Arzt. Wenn keine engmaschige Kontrolle und Begleitung möglich ist, wird es besser sein, ein Antibiotikum zu geben. Wenn man sich auf ein Durcharbeiten der Krankheit ohne solches Eingreifen einlässt und lediglich die Kräfte des Patienten selbst unterstützt und leitet, sind sorgfältig ausgeführte äußere Anwendungen – vor allem der Senfmehlbrustwickel – unverzichtbar. Die Einzelheiten muss man aber mit seinem Arzt besprechen.

Gehirnhautentzündung (Meningitis)

Eine leichte Mitbeteiligung der Hirnhäute bei Virusinfekten ist nicht selten. Sie kann zu Kopfschmerzen, leichter Übelkeit und ziehenden Nackenschmerzen führen. Vor allem bei «Sommergrippe», die häufig durch Entero- und Echoviren ausgelöst ist, kommen solche Symptome oft vor. Im Zweifelsfall muss aber immer ein Arzt hinzugezogen werden, da bakterielle Hirnhautentzündungen rasches Handeln und frühzeitigen Einsatz hochdosierter Antibiotika erfordern, um sonst bleibende Schäden zu verhindern. Alarmzeichen sind starke Kopfschmerzen, Übelkeit (u.U. mit Erbrechen) und Nackensteife sowie Benommenheit. Die Frage, ob eine Nackensteife, ein so genannter Meningismus vorliegt, prüft man, indem man das Knie auf die Brust legen lässt. Bei einer Hirnhautentzündung ist dies in der Regel nicht möglich. Eine andere und ergänzende Möglichkeit ist es, das Knie zum Mund zu führen, ihm «einen Kuss» zu geben. Ist dies wegen Schmerzen im Nacken und Rücken nicht möglich, so ist an eine Meningitis zu denken und ein Arzt zu rufen.

Bei Kopfschmerzen oder Nackensteife ist ebenso wie bei raschem Verfall sofortiges Hinzuziehen eines Arztes erforderlich

Bei Kleinkindern und Säuglingen sind die Zeichen einer Meningitis weniger charakteristisch. Hinweise können rascher Verfall des Allgemeinzustands oder hohes Schreien, vor allem bei Erschütterung sein.

Lässt sich der Verdacht durch ärztliche Untersuchung nicht ausräumen, so wird in der Regel eine Lumbalpunktion veranlasst. Dabei wird mit einer dünnen Nadel im Bereich der Lendenwirbelsäule zwischen zwei Wirbeln eingestochen und etwas Rückenmarksflüssigkeit entnommen. Bei einer Gehirnhautentzündung finden sich dabei charakteristische Veränderungen, z.B. ein zu hoher Eiweißgehalt. Bei einer bakteriellen Meningitis sind auch eine Vermehrung weißer Blutkörperchen und Bakterien nachweisbar.

Eine Lumbalpunktion kann zur Abklärung erforderlich sein

Die Lumbalpunktion ist *keine* gefährliche Maßnahme. Eine oft befürchtete Querschnittslähmung kann dadurch nicht auftreten, weil man auf einer Höhe der Wirbelsäule einsticht, in der kein Rückenmark mehr liegt. Einer prinzipiell nicht auszuschließenden

Infektionsgefahr kann man durch peinliche Sterilität vor dem Einstich entgegenwirken. Bei einer Meningits bewirkt die Lumbalpunktion oft durch Druckentlastung eine rasche Besserung der Kopfschmerzen (allerdings darf bei deutlich erhöhtem Hirndruck eine Lumbalpunktion nicht erfolgen, da lebenswichtige Hirnteile sonst «einklemmen» können). Es kann jedoch auch vorkommen, dass die Lumbalpunktion für einige Tage Kopfschmerzen nach sich zieht. Dies ist dann der Fall, wenn sich das durch die Punktionsnadel verursachte Loch im Rückenmarkssack nicht gleich schließt und noch etwas Liquor cerebrospinalis (Gehirn- und Rückenmarksflüssigkeit) ausläuft. Vor allem beim Aufstehen kommt es dann zu einem Unterdruck, der Kopfschmerzen verursacht. Dies ist die einzige häufigere Nebenwirkung, und sie lässt meist spätestens nach einigen Tagen nach und ist nicht gefährlich. Selten ist es erforderlich, das Schließen des Loches dadurch zu unterstützen, dass man an die Stelle etwas Blut des Patienten spritzt, welches gerinnt und dadurch zum Verschluss führt. Im Verhältnis zu den Gefahren einer unbehandelten bakteriellen Meningitis ist das Risiko der Lumbalpunktion vernachlässigbar klein.

Ungefährliche Nebenwirkungen

Wenn die Untersuchung ergibt, dass nur eine virusbedingte Reizung, aber keine ernsthafte Entzündung der Hirnhäute vorliegt, lindert *Gelsemium D30* bzw. *Gelsemium comp.* die Beschwerden oft rasch.

Fieberkrampf

Vor allem bei Kindern kommt es gelegentlich bei rascher Temperaturänderung, meist im Fieberanstieg, gelegentlich aber auch beim raschen Temperaturabfall nach Gabe eines «Fieberzäpfchens», oder bei Überschreiten einer bestimmten Fieberhöhe zum Auftreten eines so genannten Fieberkrampfes. Insgesamt tritt bei etwa jedem 40. Kind ein solches Ereignis auf. Kommen Krampfanfälle in der Familie vor, so ist das Risiko erhöht. Die meisten Fieberkämpfe ereignen sich im zweiten und dritten Lebensjahr. Ein erstmaliger Fieberkrampf ist für die Eltern immer tief erschütternd. Das Kind wird bewusstlos und starr, oft setzen Zuckungen der Arme und Beine ein, nicht selten verfärbt sich das Gesicht vorübergehend bläulich. Die meisten Eltern glauben, dass ihr Kind jetzt stirbt, wenn sie ein solches Ereignis zum ersten Mal erleben. Diese Überzeugung wird noch dadurch genährt, dass dem Krampf meistens ein tiefer Schlaf folgt, aus dem das Kind nicht geweckt werden kann.

Ein erschreckender Anblick

So schrecklich ein solches Erlebnis ist, so ist doch ein Fieberkrampf glücklicherweise meistens harmlos. Man kann den Fieberkrampf als einen Versuch der geistigen Individualität begreifen, sich tiefer im Leib zu verankern. Wenn der Leib dem Widerstand entgegensetzt, kommt es zum Krampf, gleichsam einem «Rütteln am Leib». Parallel geht dem eine ungeordnete, gewittergleiche Steigerung der elektrischen Aktivität im Gehirn einher, wie wir sie auch bei einem «klassischen» epileptischen Anfall finden. Ein großes Problem der eigentlichen Epilepsie ist, dass hier der Anfall die Betroffenen oft in gefährlichen Situationen überrascht und sie bewusstlos werden und hinstürzen lässt. Ereignet sich so etwas im Straßenverkehr, am Herd oder auf einem Baugerüst, so sind größte Gefährdungen damit verbunden. Ein Fieberkrampf ist dagegen ein so genannter «Gelegenheitsanfall», der sich nur bei bestimmten, vorhersehbaren Gelegenheiten – hier dem Fieber – ereignet. Früher glaubten manche Fachleute, dass mit jedem Fieberkrampf die Gefahr steige, eine Epilepsie zu entwickeln, bei der Anfälle auch ohne Fieber auftreten. Außerdem hieß es, dass die Anfälle zu Intelligenzdefiziten führen. Zum Teil wurde Kindern deshalb dauerhaft eine «vorbeugende» antiepileptische Medikation verabreicht, die zum Teil einen stark dämpfenden und müdemachenden Einfluss hatte und sich damit oft schädigender auf die intellektuelle Entwicklung auswirkte, als es ein gelegentlicher kurzer Anfall tun würde. Die meisten Befürchtungen können aus heutiger Sicht zerstreut werden, und dauerhafte medikamentöse Maßnahmen sind heute weitgehend verlassen worden.

Meistens harmlos

Epilepsie

Frühere Befürchtungen weitgehend unbegründet

Selten kann ein Fieberkrampf erstes Symptom einer Epilepsie sein, die sich dann aber auch ohne Fieber bei einer anderen Gele-

Was ist bei einem Fieberkrampf zu tun?

Zunächst sollte man dafür Sorge tragen, dass das Kind sich nicht verletzen kann, wenn es im Anfall um sich schlägt. Es sollte möglichst weich liegen, harte Gegenstände oder Materialien, in denen es sich verfangen könnte, sollte man aus dem Weg räumen. Wichtig ist es, auf die Uhr zu sehen, um beurteilen zu können, wie lange der Anfall dauert. Dabei wird nur die Zeit vom Eintritt der Bewusstlosigkeit bis zum Abklingen der Gliedmaßenaktivität (des «klonischen Zuckens») gewertet, nicht mehr der anschließende Schlaf. Weil ein Anfallsgeschehen so eindrucksvoll ist und die Umstehenden wie gebannt davon sind, überschätzt man die Dauer leicht, wenn man keinen objektiven Vergleich hat. Der größte Teil der Anfälle dauert weniger als 3 Minuten. Dauert das Anfallsgeschehen länger, so muss unbedingt ein Arzt gerufen werden. Mehr als 15 Minuten dauernde Anfälle sind absolute Notfälle, bei ihnen droht ein Sauerstoffmangel des Gehirns. Glücklicherweise sind solche verlängerten Anfälle oder Status vergleichsweise selten. Für die Beurteilung des Krampfgeschehens durch den Arzt ist es hilfreich, wenn man sich den Verlauf merkt. In der Regel sind die Zuckungen beim unkomplizierten Fieberkrampf mehr oder minder symmetrisch. Finden die Zuckungen dagegen nur auf einer Körperseite oder in einem Körperteil statt, so kann dies ein Hinweis auf eine zugrunde liegende Hirnschädigung sein (diese muss aber nicht vorliegen, entsprechende Untersuchungen sind dann aber nötig).

genheit manifestiert hätte. Hier ist aber nicht der Fieberkrampf Ursache der Epilepsie, sondern das Fieber ist Anlass dafür, dass die vorhandene Krampfneigung in Erscheinung tritt. Da diese Kinder unter Umständen tatsächlich eine längerfristige Behandlung benötigen und sie deshalb aus der großen Zahl der Kinder mit Fieberkrämpfen ohne epileptisches Leiden herausgefunden werden müssen, sollen alle Kinder nach einem ersten Fieberkrampf von einem Kinderarzt oder Kinderneurologen untersucht werden. Es wird dann meistens bei ihnen auch ein EEG, ein Elektroencephalogramm angefertigt, eine schmerzlose Untersuchung, bei der eine etwa erhöhte Anfallsbereitschaft erkannt werden kann. Die Durchführung eines EEGs ist allerdings im Allgemeinen erst frühestens eine Woche nach einem Anfall sinnvoll, da es sonst oft unspezifische Veränderungen zeigt, dies gilt vor allem auch dann, wenn Medikamente zur Durchbrechung des Anfalls gegeben wurden.

Vorsorgliche Untersuchung

Wie sieht es mit dem Einfluss auf die Intelligenz aus? Eine Studie an vielen tausend Kindern, die über Jahre beobachtet wurden, ergab, dass Kinder mit Fieberkrämpfen keine schlechteren Schulleistungen zeigen als andere. Im Durchschnitt haben die Fieberkrampf-Kinder eine etwas bessere Lesefähigkeit, waren dafür aber etwas ungeschickter beim Turnen als die Vergleichskinder.[30] Dies ist wahrscheinlich nicht Folge des Krampfgeschehens, sondern entspricht eher der oben angedeuteten Konstitution. Kinder mit Fieberkrämpfen scheinen etwas mehr «im Kopf zu Hause» zu sein als «im Leib».

Kein Einfluss auf die Intelligenz

Es gibt noch einen Grund, weshalb bei einem ersten Fieberkrampf ein Arzt gerufen werden sollte. Selten gibt es Gehirnentzündungen (Encephalitiden), die sich durch hohes Fieber, Krampfanfälle und Bewusstseinstrübung äußern können. Diese gefährlichen Krankheiten können mit modernen Medikamenten behandelt werden, die aber frühzeitig eingesetzt werden müssen. Eine solche Erkrankung muss selbstverständlich ausgeschlossen werden.

Ausschließen von Gehirnentzündung

Bei etwa einem Drittel der Kinder mit Fieberkrampf kommt es zu einer Wiederholung des Geschehens. Kommen Fieberkrämpfe oder Epilepsie in der Familie vor, so steigt die Wahrscheinlichkeit an. Auch bei asymmetrischen Fieberkrämpfen oder solchen, die länger als 15 Minuten dauerten, ist die Wiederholungsgefahr erhöht.

1/3 der Kinder mit Fieberkrampf erleiden später ein ähnliches Geschehen

Wenn sich ein Fieberkrampf ereignet hat, kann man zunächst *Belladonna D12* (5 Globuli) und *Cuprum metallicum D12* oder *D30* (5 Globuli) geben. Das weitere Vorgehen und mögliche Vorbeugungsmaßnahmen muss man mit dem Arzt besprechen.

Beteiligung von Herz und Kreislauf

Schon durch die Pulsbeschleunigung im Fieber stellt jede fieberhafte Erkrankung eine Herausforderung für den Kreislauf dar. Vor allem beim schnellen Lagewechsel, insbesondere beim raschen Aufstehen nach dem Liegen, kann es zu einem kurzzeitigen Blutdruckabfall kommen, der sich durch Druckgefühl im Kopf oder «Schwarzwerden vor Augen» äußern kann. Im Allgemeinen ist dies nicht gefährlich, selten kann es aber zu kurzzeitiger Ohnmacht kommen, die durch Sturz zu Verletzungen führen kann. Man kann dies verhindern, wenn man vor dem Aufstehen die Waden und Oberschenkelmuskeln anspannt. Dem Kreislauf wird hierdurch Blut zugeführt, das sonst im Venensystem der Beine versackt. Zusätzlich ist zu empfehlen, vor dem Aufstehen erst einen Moment am Bettrand zu sitzen.

Probleme beim raschen Aufstehen

Kreislaufanregung

Sollten die genannten Zustände unangenehm sein, so kann man kurzfristig z.B. 5 Tropfen *Korodin®-Herz-Kreislauf-Tropfen* einnehmen, die vor allem durch ihren Gehalt an Kampfer eine kreislaufanregende Wirkung haben. Ist eine Neigung zu Kreislaufschwäche bekannt, so kann man mittelfristig mit *Cardiodoron mite* (3 x tgl. 5 – 10 Tr.) oder *Primula comp. Globuli* (3 x 5 – 7) eine gute Wirkung erzielen. Zusätzlich hilfreich kann *Weißdorn-Elixier* (3 x tgl. 1 EL) sein.

Herzmuskelentzündung

Symptome

Wesentlich ernster als die beschriebenen flüchtigen funktionellen Störungen ist eine Herzmuskelentzündung (Myokarditis), die durch einen Virusinfekt ausgelöst werden kann. Sie kann sich durch unregelmäßigen Herzschlag (der aber auch ganz harmlose Ursachen haben kann), zu langsamen Puls, Missempfindungen im Herzbereich, Schwächegefühl und Atemnot äußern. Bei solchen Symptomen muss auf jeden Fall ein Arzt geholt werden. Durch Laboruntersuchungen und Ableitung eines EKGs kann er zur weiteren Klärung beitragen.

Strikte körperliche Schonung erforderlich

Im Zentrum der Behandlung einer Herzmuskelentzündung steht die strikte körperliche Schonung. Schulmedizinisch gibt es kaum Möglichkeiten, diese Komplikation zu beeinflussen, die vorgenannten Medikamente (vor allem Primula comp. und Weißdorn-Elixier) können aber sehr hilfreich sein. Vor allem bei älteren Patienten hilft auch *Adomis comp.* (3 x tgl. 7 Glob.). Wesentlich können Organpräparate (z.B. Cor/Aurum) zur Besserung beitragen. Die Einzelheiten der Behandlung muss man aber dem Arzt überlassen.

Nahrungsmittelergänzung

Obgleich ich diesbezüglich anfangs skeptisch war, habe ich gelernt, dass bestimmte Nahrungsergänzungsmittel bei Myokarditis und Pulsunregelmäßigkeiten bei und nach Virusinfekten eine große Hilfe darstellen können. Besonders hilfreich scheinen Ubichinon(= «Q10»)-haltige Mittel zu sein. Ubichinon ist ein Bestandteil von Enzymen der Atmungskette und für den Zellstoffwechsel von großer Bedeutung. Obgleich Ubichinon in fast allen Nahrungsmitteln enthalten ist, scheint doch seine Zufuhr nicht immer auszureichen. Eine sinnvolle Kombination mit Vitamin E und C, Magnesium und zahlreichen anderen Vitaminen und Spurenelementen sowie herzwirksamen Fettsäuren stellt z.B. *Ortho Cor®* dar. Wenn der Verdacht auf das Vorliegen einer Schilddrüsenstörung besteht (die ebenfalls zu Herzrhythmusstörungen führen kann) muss allerdings die Jod-Tablette, die jeder Tagesdosis beiliegt, weggelassen werden.

Darmgrippe

Keine echte Grippe

Vielleicht ist es nicht ganz korrekt, die viralen Durchfallerkrankungen in den Gesamtrahmen dieses Buches aufzunehmen. Streng medizinisch gesehen haben sie nicht viel mit den bisher betrachteten Erkältungskrankheiten oder gar mit einer echten Grippe zu tun, obwohl auch bei dieser gelegentlich leichter Durchfall auftreten kann. Im Bewusstsein der Bevölkerung leben aber die Durchfallerkrankungen – vor allem wenn sie epidemisch auftreten, als «Darmgrippe» und so sollen sie hier zumindest kursorisch noch behandelt werden.

Vielfältige Ursachen des Durchfalls

Durchfall kann vielfältige Ursachen haben, sie reichen von der Lebensmittelunverträglichkeit in fremden Ländern und unter Umständen dort akquirierten Bakterien über Lebensmittelvergiftungen im engeren Sinne («berühmt» sind z.B. die Massenerkrankungen nach Genuss von verdorbener Tiramisu) und chronisch entzündlichen Darmerkrankungen bis zu virusbedingten, vorübergehenden Entzündungen im Magen-Darm-Trakt. Diese sind es, die im Folgenden vornehmlich betrachtet werden sollen. Diese Erkrankungen sind meistens harmlos und vergehen nach einigen Tagen. Wenn aber hohes Fieber, stärkere und vor allem in einer Bauchregion konzentrierte Bauchschmerzen bestehen oder das Allgemeinbefinden sehr beeinträchtigt ist, so muss ein Arzt hinzugezogen werden. Dies gilt auch, wenn der Durchfall blutig oder sehr schleimreich sein sollte.

Ausgleich der Flüssigkeits- und Salzverluste

Bei Durchfallerkrankungen sollte man zunächst die Nahrungsaufnahme einstellen. Das entspricht dem allgemeinen Prinzip, ein erkranktes Organ erst einmal zu entlasten. Wichtig ist aber ein Ausgleich der Flüssigkeits- und Salzverluste. Dazu sollte man genügend trinken, empfehlenswert sind leicht gesüßter *Kamillen-*, *Rooibos-* oder *Schwarztee*. Letzterer wirkt gerbend und dadurch strukturierend auf die Darmschleimhaut. Schwarztee sollte man allerdings Kindern nicht geben. Ebenso gerbend wirkt Tee aus *Heidelbeerblättern*, leider ist er geschmacklich aber oft problematisch. Ein guter Kompromiss, der auch von Kindern gerne angenommen wird, besteht in einem Gemisch von Brombeer- und Himbeerblättern als Teegrundlage, man kann auch getrocknete Heidelbeeren verwenden.

Durch gelegentliches Verabreichen einer (fettarmen) Gemüsebrühe werden Kalium- und Kochsalzverluste sehr gut ausgeglichen und die Brühe wird oft als entscheidende Stärkung erlebt. Selten muss man so genannte «orale Rehydrationslösungen» geben. Man erhält sie in der Apotheke (z.B. *oralpädon®*, *Elotrans®*), diese enthalten die nötigen Mineralsalze in ausgewogenem Verhältnis und zusätzlich Traubenzucker, der zur Aufnahme der Salze beiträgt. Solche speziellen Rehydrationslösungen oder gar – vom Arzt durchzuführende – Infusionen in die Blutgefäße sind dann erforderlich, wenn die Flüssigkeitsverluste zu groß werden. Man bemerkt dies an Benommenheit, trockener Zunge oder einem

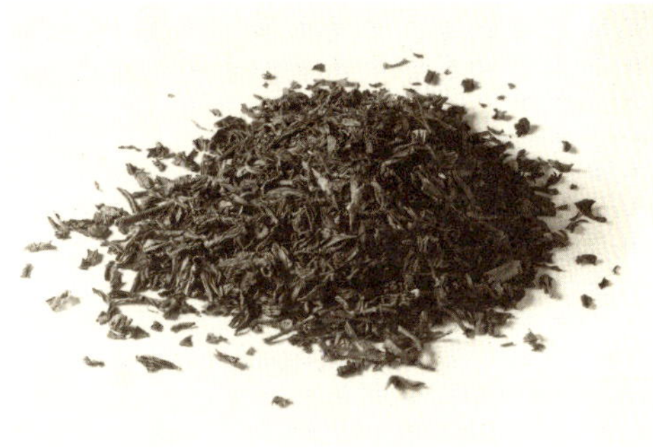

kurzzeitigen «Stehenbleiben» einer Hautfalte, die man am Handrücken abhebt. Im Zweifelsfall sollte der Pflegende einen Vergleich mit seiner Hand vornehmen.

Medikamentös hat sich bei Durchfällen *Bolus alba comp.* Pulver bewährt. Dieses enthält weiße Tonerde, die Giftstoffe und Keime im Darm bindet, und eine Reihe von Pflanzen und Mineralien in potenzierter Form, welche die Darmfunktionen unterstützen und den Kreislauf stabilisieren. Man gibt 1 TL des Pulvers auf 1/2 Glas Wasser und lässt davon alle 1/4 – 1/2 Stunden einen Schluck nehmen. Leider sagt nicht jedem Kranken der Anisgeschmack des Präparates zu. Bei Durchfall nach Genuss verdorbener Lebensmittel hilft *Arsenicum album* am besten. Man gibt 20 Tropfen oder Globuli der D6 oder D12 in 1/2 Glas Wasser und nimmt davon 1/2 stündlich 1 TL. Wenn der Kreislauf bei Durchfall instabil ist, einem z.B. beim Aufstehen schwindlig wird und «reiswasserartiger» Durchfall vorliegt, so hilft *Veratrum D6*, 1/2 stündlich 5 Globuli.

Unterstützung der Darmfunktion und Stabilisierung des Kreislaufs

Manchmal ist auch – vor allem wenn der Durchfall sich längere Zeit hinzieht, ohne stärkere Allgemeinsymptome zu verursachen – *Geum urbanum Rh D3* ein gutes Arzneimittel. Man nimmt davon alls 2 Stunden 5 – 10 Tropfen.

Wenn nach einem Durchfall noch für einige Zeit Schwäche besteht, so hilft *China e cort. D12* (2 x tgl. 5 Globuli), das man für ein bis zwei Wochen nehmen sollte, meistens ganz ausgezeichnet. China hilft aber oft auch beim Durchfall selbst, wenn andere Mittel versagen.

Rekonvaleszenz

Eine entscheidende Phase

Es ist etwas unmodern geworden, die Phase der Rekonvaleszenz zu beachten, den Zeitraum, in dem man schon keine Krankheitssymptome im engeren Sinne mehr hat, aber doch noch nicht wieder ganz gesund ist. Dennoch entscheidet sich gerade in diesem Abschnitt, ob die Krankheit zum Guten oder Schlechten ausschlägt. Es wurde schon erwähnt, dass in den ersten drei Monaten nach einer Grippe bei älteren Menschen die Sterblichkeit ansteigt, aber auch bei jüngeren Menschen kann eine schlummernde Krankheit ausbrechen, die durch die Grippe hervorgelockt wurde. Andererseits kann in dieser Phase ein Gewinn der Krankheit stabilisiert werden. Von großer Bedeutung ist, dass man sich nicht Hals über Kopf in die Arbeit stürzt, sobald dies gerade wieder möglich wäre, um «das Versäumte» nachzuholen. Dann wäre ein Rückfall oder eine Nachkrankheit geradezu vorprogrammiert. Es ist gut, wenn man wenigstens noch drei Tage nach dem Abklingen der Symptome vergehen lässt. Einen im Bett, einen im Haus und einen mit leichter Belastung wie vorsichtigem Spazierengehen im Freien. Bei kompliziertem Verlauf, eigentlicher Grippe und großer Schwäche sind längere Zeiträume (mindestens zwei Tage für jede Phase) für die genannten Aufbaustufen zu wählen.

Richtiges Auskurieren lohnt sich!

Mir ist bewusst, dass in der heutigen Zeit hohen Arbeitsdrucks und Angst vor Arbeitsplatzverlust einerseits geringe Neigung vieler Ärzte besteht, längere Zeit krank zu schreiben, andererseits dies viele Patienten selbst nicht wünschen. Die positiven Auswirkungen auf die Arbeitskraft und die geringere Neigung zu erneuter Erkrankung bei «richtigem Auskurieren» rechtfertigen aber diese Pause vor dem Wiedereintritt in den Alltag. Notfalls ist es sicher besser, einige Urlaubstage zu investieren, als sich lange erschöpft hinzuschleppen. Auch Schulkinder holen das Versäumte gut nach, wenn sie richtig gesund geworden sind. Schickt man sie aber noch kränklich in die Schule, so führen Konzentrationsstörungen, mangelnde Aufmerksamkeit, Kopfschmerzen etc. nur allzu leicht zum Leistungsabfall und damit verbundenem Unglücklichsein.

Stärkende Maßnahme

Für die medikamentöse Begleitung der Rekonvaleszenzzeit ist insbesondere *Levico-Wasser* von Bedeutung. Die Levico-Quelle liegt im italienischen Trentino und ist durch ein einmalig ausgewogenes Verhältnis von Eisen, Kupfer und Arsen gekennzeichnet.

Levico-Wasser wirkt vor allem sehr gut gegen Erschöpfung, und Rudolf Steiner empfiehlt es, um den «schlafenden Krankheiten», die durch eine Grippe hervorgelockt werden können, entgegenzuwirken. Man kann entweder *Levico D3* in Tropfenform einnehmen, oder *Levico comp. Globuli* (3 x tgl. 5 –7). In letzterem ist neben potenziertem Levico-Wasser noch Johanniskraut (Hypericum), das Lichtkräfte vermittelt, und eine besondere Zubereitung von Schlehen und dem Eisenmineral Hämatit enthalten. Es wirkt dadurch besonders gut auch seelischem Erschöpfungsgefühl entgegen, das gelegentlich auf eine Grippe folgt. Der Arsengehalt ist bei den potenzierten Arzneimitteln so gering, dass keinerlei Bedenken dagegen bestehen, im Gegenteil wurde in Tierversuchen gezeigt, dass durch Arsenpotenzen die Entgiftung bei arsenvergifteten Tieren angeregt wurde. Zur Begleitung gebe ich gerne noch *Rosen-Elixier,* von dem eine harmonisierende Wirkung ausgeht. Günstig ist es, 3 – 4 x täglich 1 Esslöffel in einem Weinglas (evtl. mit etwas Wasser) einzunehmen. Dabei wird die Geruchswirkung spürbarer. Bei ausgesprochener Schwäche hilft *Schlehen-Elixier*, bei einer Beteiligung des Darmes mit Appetitlosigkeit und Verdauungsstörungen *Ebereschen-Elixier* gut, für welche ebenfalls die angegebene Dosierung gilt. Die Aspekte, die darüber hinaus im Kapitel über Vorbeugung genannt sind, spielen auch in der Nachbehandlung eine Rolle.

Levico

Rosen-Elixier

Schlehen-Elixier

Sehr wirksam zum Wiederaufbau der Kräfte sind auch Ganzkörpereinreibungen mit *Solum uliginosum comp. Oleum,* einem Ölauszug aus Torfmoor, Rosskastanien und Schachtelhalm unter Zusatz von ätherischem Lavendelöl. Dieses Öl schafft eine wärmende Hülle, in der eigene Kraft wachsen kann. Ebenfalls geeignet ist *Schlehenblüten Haut- und Massageöl* oder *Prunus-Öl.* Die Schlehe (Prunus) vermittelt Lichtkräfte und wirkt straffend und tonisierend. Besonders gut kann es sein, zunächst mit Solum uliginosum-Öl Hülle zu bilden und parallel mit dem Aufstehen des Patienten dann mit Schlehen-Öl die Aufrichtung und Kraftentfaltung zu unterstützen.

Ganzkörpereinreibungen

Ich war bei einem Faulfieber der Ansteckung unvermeidlich ausgesetzt und wehrte bloß durch einen entschiedenen Willen die Krankheit von mir ab. Es ist unglaublich, was in solchen Fällen der moralische Wille vermag! Er durchdringt gleichsam den Körper und versetzt ihn in einen aktiven Zustand, der alle schädlichen Einflüsse zurückschlägt. Furcht ist ein Zustand träger Schwäche, wo es jedem Feinde leicht wird, von uns Besitz zu nehmen.

Goethe

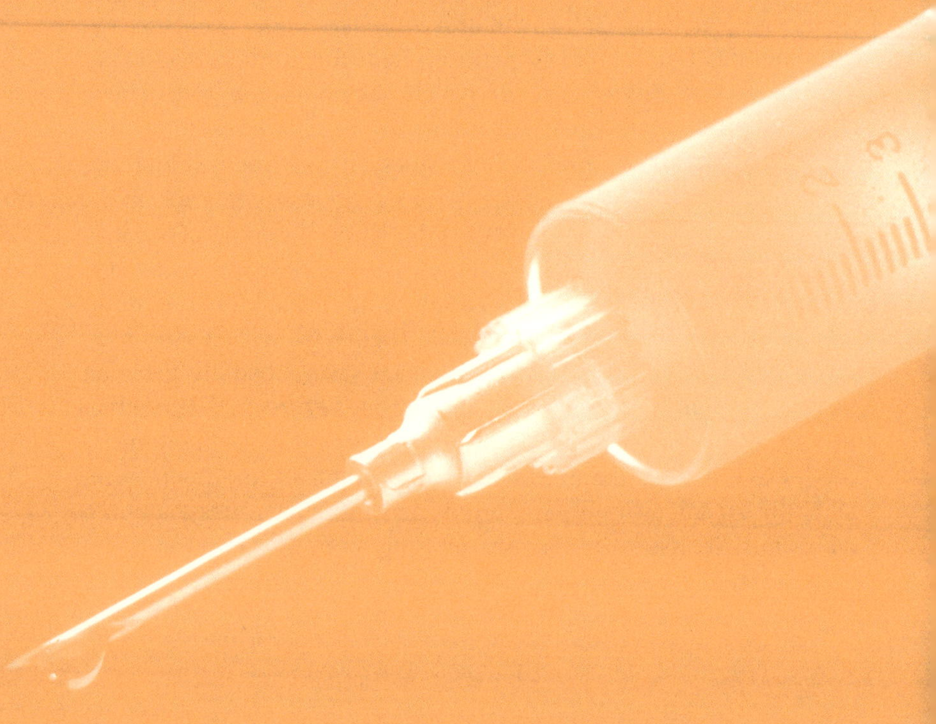

Grippe-Schutzimpfung

Alljährlich wird im Herbst zur Grippe-Schutzimpfung aufgefordert. Die Befürworter beschwören die Gefahren der Grippe und den Nutzen der Impfung, die Gegner deren Gefahren. Viele Patienten, die einmal geimpft worden sind, zeigen sich enttäuscht, weil sie im darauf folgenden Winter trotzdem fieberhafte Infektionen der Atemwege bekamen. Manche meinen sogar, sie wären nach der Impfung besonders schwer an «Grippe» erkrankt.

Individuelle Impfentscheidungen treffen

Meines Erachtens sollte man die Grippe-Schutzimpfung, die besser Influenza-Schutzimpfung hieße, um Missverständnisse zu vermeiden, weder generell ablehnen noch unkritisch empfehlen. Vielmehr muss man ihre Möglichkeiten und Probleme genau betrachten und dann eine individuelle Impfentscheidung treffen.

Eine Grippe – gemeint ist jetzt nachfolgend immer die Influenza – führt zu einer intensiven Aktivität des ganzen Immunsystem mit in der Regel hohem Fieber. In dieser Aktivität wird schließlich die Erkrankung überwunden und man ist dagegen anschließend immun.

Grippeviren verändern sich ständig

Da die Grippeviren sich ständig verändern und zumeist im Folgewinter ein etwas anderer Virustyp im Umlauf ist als im Vorjahr, kann dennoch immer wieder eine Grippe auftreten. Das fieberhafte Durchmachen der Grippe hinterlässt allerdings meistens eine erweiterte Immunität, die auch für mäßig abgeänderte Viren wirksam ist. Ist dagegen eine starke Veränderung eingetreten, so kann unter Umständen eine erneute Krankheit auftreten, auch diese ist jedoch, nachdem man einmal eine Grippe durchgemacht hat, gegenüber der Ersterkrankung deutlich abgeschwächt.

Der Grippeimpfstoff enthält in der Regel Material aus drei verschiedenen Virusstämmen, von denen die Weltgesundheitsorganisation (WHO) annimmt, dass sie in der nächsten Grippesaison eine wesentliche Rolle spielen werden. Allerdings ist man bei der Grippe vor Überraschungen nie sicher. Sollte ein neuer Stamm auftreten, so war die Impfung diesbezüglich wertlos.

Impfstoffherstellung über bebrütete Hühnereier

Zur Impfstoffherstellung werden bebrütete Hühnereier mit darin enthaltenen Embryonen mit Grippeviren infiziert. Für Menschen, die generell die Tötung von Tieren für sich ablehnen, kann dies eine wichtige Information sein. Nachdem genügend Viren gebildet worden sind, werden diese inaktiviert und in ihre Einzelbestandteile gespalten. Sie können anschließend nicht mehr vermehrt werden. Die Übertragung einer Infektionskrankheit durch einen solchen Spaltimpfstoff ist mit allergrößter Sicherheit ausgeschlossen. Außer den Virusspaltprodukten enthalten die Impfstoffe Spuren von Hühnereiweiß, Konservierungsmittel (oft Thiomersal), Formaldehyd und Antibiotika (z.B. Neomycin), die dem bebrüteten Hühnerei beigegeben wurden, damit keine bakterielle Infektion auftritt. Die Menge dieser Substanzen ist gering, sie kann aber für Allergiker von Bedeutung sein. Die Impfung erfolgt in der Regel in den Deltamuskel des Oberarmes, bei kleinen Kindern in einen Muskel an der Außenseite des Oberschenkels. Der Organismus reagiert auf diesen Reiz viel weniger als auf die Infektion mit dem «Wildvirus». Allgemeinsymptome wie Fieber, Schüttelfrost, Kopf- und Gliederschmerzen treten nur gelegentlich auf. Lokale Muskelschmerzen, Schwellungen und Rötungen sind dagegen häufiger.

Achtung Allergiker!

Durch die meist fieberfreie «Impfkrankheit» wird das Immunsystem nur teilweise aktiviert (vor allem das so genannte «humorale» System, nicht dagegen das «zelluläre»). Die erzielte Immunität ist daher (im Gegensatz zum Durchstehen der natürlichen Krankheit) nur streng virusstammspezifisch und lässt auch bereits nach wenigen Monaten nach. Eine Schutzwirkung wird meist nur für den unmittelbar anschließenden Winter erzielt.

Erzielte Immunität streng virusstammspezifisch

Da außerhalb von Pandemiezeiten nur etwa 12 % der infektiösen Atemwegserkrankungen durch Grippeviren ausgelöst werden, kann die Grippeimpfung keine sehr spürbare Auswirkung auf die Zahl der «Erkältungen» haben. Es wäre unfair, dies als Impfversagen anzusehen. Ebenso unrichtig wäre es, den Eindruck zu erwecken, dass mit der Grippeimpfung im nachfolgenden Winter Erkältungskrankheiten zu vermeiden wären. Die genannten Verhältnisse gelten nur für «normale» Winter. In Grippepandemiezeiten steigt die Zahl der Influenzaerkrankungen sprunghaft und eigentlich ist erst dann die mögliche Schutzwirkung deutlich zu spüren.

Keine spürbare Auswirkung auf Erkältungen

Die Wirksamkeit der Grippeimpfung gegen die echte Grippe ist gut belegt, sie ist aber fern davon, absolut zu sein. Bei Patienten, die wegen Vorerkrankungen, die sie bei einer Grippe besonders gefährden würden, geimpft worden sind, soll laut einer Studie[31] eine Wirksamkeit von 63 % erzielt worden sein, eine solche von 77% bei Menschen, die wegen fortgeschrittenen Alters geimpft wurden. Eine aktuelle Studie[32] ergab eine Verringerung der influenzabedingten Todesfälle durch die Impfung um 41%. Dies ist

Wirksamkeit der Grippeimpfung

Für wen wird die Grippe-Schutzimpfung offiziell empfohlen?

Die Bundesregierung hat eine «ständige Impfkommission» (STIKO) berufen, die berät, welche Impfungen öffentlich für welche Personengruppen empfohlen werden. Treten Impfkomplikationen, die bleibende Gesundheitsschäden hinterlassen, nach Impfungen auf, die von der STIKO empfohlen werden, so entschädigt der Staat dafür.

In diesem Sinne öffentlich empfohlen wird die Grippe-Schutzimpfung bei Patienten, die durch eine Grippe besonders gefährdet würden. Genannt werden Patienten mit chronischen Atemwegserkrankungen, chronischen Herz- und Nierenkrankheiten, Zuckerkrankheit (Diabetes mellitus), chronischen Stoffwechselkrankheiten und Immunschwächen. Letztere können auf Grund seltener angeborener Erkrankungen bestehen, therapiebedingt sein (z.B. durch Chemotherapie bei Krebskrankheit) oder auf andere Art erworben sein (z.B. durch eine HIV-Infektion). Außerdem wird Personen über 60 Jahren die Grippeschutzimpfung angeraten.

zwar erfreulich, es erstaunt aber, dass fast 60% der ohne Grippe-Impfung zu erwartenden Todesfälle noch aufgetreten sind. Bei erstmals geimpften Personen wurde die Grippesterblichkeit gar nur um 9% gesenkt, bei wiederholt Geimpften allerdings um 75%. Verschiedentlich wurde beobachtet, dass nach Grippeimpfung älterer Menschen die Zahl der Krankenhausaufnahmen wegen Lungenentzündung abnimmt.

Ist die Grippe-Schutzimpfung gefährlich?

Unbedeutende Allgemeinreaktionen

Es wurde bereits gesagt, dass die Übertragung einer Infektionskrankheit durch den Grippeimpfstoff praktisch auszuschließen ist. Die oben genannten grippeähnlichen Allgemeinreaktionen sind meist flüchtig und nach spätestens zwei Tagen abgeklungen. Auch die Lokalreaktionen halten meist nicht lange an. Selbstverständlich bestehen die allgemeinen Risiken einer Injektion in den Muskel. Es kann also zu einer Infektion, einer Blutung oder einer Nervenverletzung kommen. All dies ist glücklicherweise wenig wahrscheinlich.

Neuralgien, epileptische Anfälle, innere Blutungen als seltene Impffolgen

Selten werden als Impffolge Nervenschmerzen (Neuralgien) oder epileptische Anfälle beobachtet. Letztere sind fast immer bei entsprechend disponierten Patienten, meist Kindern, Folge von Fieberreaktionen. Glücklicherweise sind diese Anfälle fast nie gefährlich, und sie wären wahrscheinlich auch durch das Fieber bei einer möglicherweise durch die Impfung verhinderten Grippe aufgetreten (s. auch Kapitel Fieberkrämpfe). Ernster ist ein selten möglicher Abfall der Blutplättchen (Thrombozyten), der zu inneren Blutungen führen kann. Ebenso bedrohlich ist eine selten auftretende allergische Reaktion gegen Impfstoffbestandteile, die bis zum Kreislaufversagen im Schock gehen kann. Aus diesem Grund dürfen auch keine Patienten mit Hühnereiweißallergie geimpft werden.

Seltene Gefäßentzündungen

Multiple Sklerose

Ebenso kann es selten zu Gefäßentzündungen (Vasculitiden) kommen, die z.B. die Niere schädigen können. Umstritten ist, ob eine Grippeimpfung einen Schub bei einem Patienten mit Multipler Sklerose auslösen oder sogar ein erstes Auftreten der Erkrankung unterstützen kann. Bei dieser Entzündungskrankheit im Gehirn und Rückenmark, die unter anderem zur Beeinträchtigung der Sehfähigkeit und Lähmungen führen kann, kommt es nicht selten bei Infekten zu einer Verschlechterung. Ich selbst habe solche Schübe bei Patienten nach Impfung gesehen. Es lässt sich im Einzelfall allerdings nicht belegen, dass diese Verschlechterung nicht auch ohne Impfung aufgetreten wäre. Für eine andere Ent-

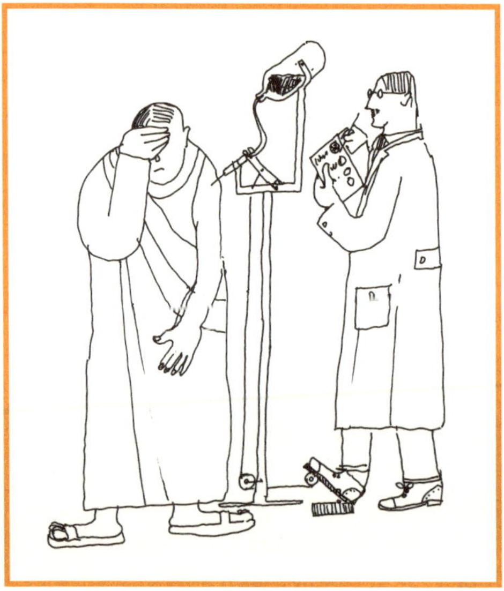

zündungskrankheit des Nervensystems ist der Zusammenhang mit der Grippeimpfung aber erwiesen: Das Guillain-Barré-Syndrom tritt nach Grippeimpfung einer epidemiologischen Untersuchung zufolge[33] etwa doppelt so oft auf wie ohne Impfung. Bei dieser Krankheit kommt es zu einer rasch von den Füßen nach oben aufsteigenden Lähmung. Sehr oft ist die Atmung mit beeinträchtigt und viele Patienten müssen deshalb längere Zeit künstlich beatmet werden. Das Bewusstsein wird von dieser Erkrankung nicht beeinträchtigt. Glücklicherweise bessert sich der Zustand bei den meisten Patienten, manche erreichen sogar wieder den Ausgangszustand vor der Erkrankung. Da das Guillain-Barré-Syndrom selten ist, bedeutet eine Verdoppelung des Vorkommens einen zusätzlichen Fall auf eine Million Impfungen. Allerdings habe ich selbst einen Patienten erlebt, der bald nach einer Grippeimpfung wegen dieser Krankheit so weitgehende Lähmungen entwickelte, dass er für Monate auf einen Rollstuhl angewiesen war. Für den Betroffenen ist es immer tragisch. Sicher muss man bedenken, dass auch die «natürliche» Grippe ein Guillain-Barré-Syndrom auslösen oder eine Multiple Sklerose verschlechtern kann. Es soll nicht zynisch klingen, dass ich mich als Arzt aber wohler fühle, wenn ein Patient schicksalhaft von einer solchen Krankheit betroffen wird und dies nicht Folge einer von mir durchgeführten Maßnahme ist. Leider ist das Guillain-Barré-Syndrom die einzige Impffolgekrankheit, für die genaue Zahlen über die Häufigkeit vorliegen.

Guillain-Barré-Syndrom nach Grippeimpfung doppelt so häufig

Persönliche Impfentscheidung

Gründliche Information vor der Entscheidung

Jede ärztliche Maßnahme ist erst infolge einer wohl überlegten, sich auf gründliche Information stützende Entscheidung des Patienten zulässig. Bei einer bedrohlichen Erkrankung, die rasch gewendet werden muss, wird man hierbei weniger strenge Maßstäbe anlegen als bei einer Vorbeugungsmaßnahme, die einer künftigen, möglicherweise gar nicht auftretenden Gefahr entgegenwirken soll. Üblicherweise versucht man bei der Impfentscheidung die Risiken der Impfung in Relation zu der Krankheit, die verhindert werden soll, zu setzen. Für den ansonsten Gesunden sind zunächst beide eher gering. Bei den genannten «Risikogruppen», für die eine Grippeimpfung empfohlen wird, scheinen zunächst die Gripperisiken zu überwiegen. Nicht berücksichtigt ist dabei aber der Nutzen, den das Durchstehen und Überwinden einer Grippe mit hohem Fieber haben kann. Wenn man aus Statistiken weiß, dass die Häufigkeit einzelner Krebsarten durch eine schwere Grippe halbiert wird, oder wenn man selbst erlebt hat, dass eine schwere Krebskrankheit sich durch hohes Fieber wesentlich gebessert hat, dann wird man diese zusätzlichen Aspekte bei der Beratung berücksichtigen. Das heißt natürlich nicht, dass man einen durch gerade erfolgte Chemotherapie schwer geschwächten Patienten, der durch persönliche Umstände in Grippezeiten größere Menschenansammlungen nicht vermeiden kann, nicht eventuell doch impfen wird. Auch die Frage der Altersindikation wird man auf diesem Hintergrund individuell zu prüfen haben. Unbestritten steigt das Gripperisiko mit dem Alter an, Gleiches gilt aber für das Krebserkrankungsrisiko. Man wird für den Einzelfall entscheiden müssen, ob man glaubt sich zutrauen zu dürfen, eine Grippe kräftemäßig durchtragen zu können, oder ob es besser ist, diese zu verhindern. In diese Überlegungen muss sicher auch die Frage eingehen, ob bei Bedarf ausreichende Pflegemöglichkeit besteht, ob es einen Arzt gibt, der sich eine Grippebehandlung bei einem alten Menschen zutraut, ob dieser auch am Wochenende zur Verfügung steht usw.

Nutzen und Risiken

Altersindikation

Asthma und Grippe

Beim Asthma kann eine schwere Grippe mit Lungenentzündung gefährlich werden. Eine gut behandelte Grippe kann aber auch zur Besserung des Asthmas führen. Man wird abwägen müssen, was Arzt und Patient sich zutrauen. Aber ich habe auch einer Patientin, die wegen eines Lungenemphysems nur mit einem Sauerstoffgerät die Praxis betreten kann, und die im Vorjahr beinahe an einem Atemwegsinfekt gestorben wäre, zur Impfung geraten und diese auch durchgeführt.

Zurückhaltung bei HIV-Patienten

Bei HIV-Patienten bin ich dagegen zurückhaltend, da eine Untersuchung gezeigt hat, dass bei ihnen die Grippeimpfung zu einer vorübergehend stärkeren Vermehrung des HI-Virus führt. Man sieht, die Impffrage sollte jeder gründlich bedenken und mit seinem Arzt besprechen, nur so kann eine freie Entscheidung erfolgen, hinter der man wirklich stehen kann.

Entscheidung bei herannahender Pandemie

Angemerkt werden soll noch, dass die Impfentscheidung bei einer herannahenden Pandemie nochmals anders ausfallen kann als zu anderen Zeiten. Hier wird man neben den persönlichen Fragen auch allgemeine bedenken müssen. So kann es sein, dass Angehörige besonders gefährdeter Berufe, die gleichzeitig von besonderer Bedeutung für das Funktionieren des Gemeinwesens sind, sich in dieser Situation eher impfen lassen als sonst. Beispielsweise könnte dies für Straßenbahnfahrer, Lehrer, Pflegende, Polizisten oder Ärzte gelten. Allerdings hat sich eben auch hier immer wieder gezeigt, dass auch in der Furchtlosigkeit ein gewisser Schutz besteht. Gleichwohl ist zu bedenken, dass auf einzelne der genannten Personengruppen in Epidemiezeiten besondere Belastungen zukommen können, die selbst wieder zu einer verstärkten Anfälligkeit beitragen können.

Frei von Vorurteilen

Hilfreich für eine freie Entscheidung ist es, wenn man sich zunächst von Vorurteilen frei macht. Weder die Krankheit noch die Impfung sollten als Feind betrachtet werden, den es auf alle Fälle zu bekämpfen gilt. Das Durchmachen einer Krankheit kann Entwicklungshilfe sein und Schlimmerem vorbeugen, die Impfung kann aber bei geschwächter Kraft notwendig sein, um eine akute Gefährdung zu verringern.

Was ist zu beachten, wenn man impft?

Vorsicht bei Allergien gegen Hühnereiweiß!

Dass bei Allergien gegen Hühnereiweiß oder andere Impfstoffbestandteile keine Grippeschutzimpfung erfolgen soll, wurde schon erwähnt. Des Weiteren darf der Impfling keine akute Erkrankung haben. Eine akute oder fieberhafte Erkrankung sollte mindestens zwei, besser vier Wochen zurückliegen. Da die Impfung eine «kleine Krankheit» auslöst, sollte man sich in den darauf folgenden Tagen schonen, keine großen Reisen unternehmen oder übermäßigem Stress ausgesetzt sein. Ich empfehle nach einer Grippeimpfung eine Woche lang *Echinacea/Argentum* (3 x 5 Glob.) einzunehmen, um die Auseinandersetzung des Geimpften mit dem Impfstoff zu unterstützen. Sollte es zu Muskelschmerzen, Müdigkeit oder anderen leicht grippalen Symptomen kommen, so würde ich *Meteoreisen/Phosphor/Quarz* als Spritze oder Globuli (3x10) geben.

Chemoprophylaxe

Wann ist die Chemoprophylaxe sinnvoll?

Prinzipiell existiert für Zeiten, in denen ein großes Risiko für Influenza-A-Infektionen besteht, die Möglichkeit der Chemoprophylaxe mit Amantadin und künftig wohl auch mit verwandten Substanzen, die derzeit noch nicht zugelassen sind. Diese Arzneimittel wurden bereits im Kapitel über medikamentöse Behandlungsmöglichkeiten der Schulmedizin besprochen. Zur Vorbeugung bei Patienten, die einer besonderen Gefährdung unterliegen, kann die Anwendung einer solchen Chemoprophylaxe im Einzelfall sinnvoll sein. Insgesamt bleibt aber das Problem der relativ ausgeprägten Nebenwirkungen bestehen, auch wenn neuere Substanzen diesbezüglich möglicherweise günstiger sein sollen. Auch die bereits erwähnte rasche Resistenzentwicklung mindert den Wert solcher Mittel deutlich. Beim Ausbruch einer Grippeepidemie mit einem neuartigen Virustyp, gegen den dann möglicherweise auch nicht rasch Impfstoff zur Verfügung steht, kann in manchen Fällen die Chemoprophylaxe indiziert sein.

Was kann man selbst zur Vorbeugung tun?

Ausgleich schaffen zu den Anspannungen des Alltags

Zunächst einmal ist es gut, sein Leben so zu gestalten, dass eine Grippe gar nicht «nötig» ist. Wesentlich trägt dazu bei, wenn man bewusst für regelmäßigen Ausgleich zu den Anspannungen des Alltags sorgt. Die Pause, die Unterbrechung der gewohnten Aktivität ist für den Menschen wichtig. Unser Denken und Handeln ist fast ständig auf Ziele gerichtet und auf Forderungen, die wir an uns selbst stellen oder die von außen an uns gerichtet sind. Um Neues wahrnehmen zu können, das an uns herantreten möchte, muss man innehalten und ihm Raum geben. Krankheit durchbricht den gewohnten Lauf des Lebens und kann für Neues, das in der Seele aufkeimt oder von außen auf uns zukommt, sensibilisieren.

Anschluss an innere Quellen

Wenn man sich darauf einlässt, können Lebenswenden aus der Krankheit folgen, kann Anschluss an innere Quellen gewonnen werden, die im Getriebe verschüttet wurden. Man kann aber auch als Gesunder Pausen zulassen, bei denen noch offen ist, was in ihnen erlebt wird. Ein Schatzkästchen an Anregungen für Pausen und heilsame neue Erfahrungen ist das Buch «Schöpferische Pausen»[34] von Rudolf Seitz, das auszugsweise auch mit Musik von Siggi Schwab als CD erschienen ist. Es ist also nicht der Fernseh- oder Kegelabend oder das Radtraining am Wochenende gemeint, sondern eine Zeit, die man offen hält für etwas, das zu uns spricht. Das kann ganz verschieden aussehen. Das Neue kann in einem Gespräch liegen, bei dem man nicht nur etwas mitteilt, sondern sich einlässt auf das, was das Gegenüber beschäftigt und was in der Begegnung von Ich und du lebendig und weitergeführt wird. Martin Buber sagt: «Alles wirkliche Leben ist Begegnung.» Wirkliches Begegnen, für das man einen Freiraum, eine Pause im Alltag schaffen muss, zu pflegen ist eine nicht zu überschätzende Quelle von Lebendigkeit und Gesundheit.[35]

Die Natur erleben

Eine Pause erfüllt sich auch, wenn wir die Natur zu uns sprechen lassen. Der Sonntagsausflug mit dem Auto oder Motorrad lässt nur begrenztes Erleben zu, wenn wir aber einen Spaziergang machen, vor einer Blume anhalten und uns in sie einsehen, sie genau

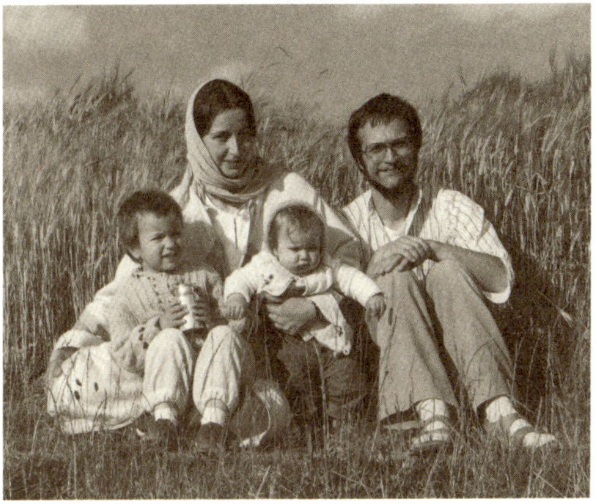

betrachten und ihre Eigenart kennen lernen, sie uns vertraut machen, wie der Fuchs im «kleinen Prinz» von Saint-Exupéry sagen würde, dann erleben wir ihre Eigenart und Bedeutung in der Welt und – ohne dass wir dies im Auge gehabt haben – auch unsere eigene. Viele Menschen leiden darunter, scheinbar austauschbar, als Individuum bedeutungslos in der Welt oder an ihrem Arbeitsplatz zu stehen. Andere ergehen sich in einem völlig hypertrophen Selbstgefühl, vor dem alle anderen bedeutungslos werden. Beides isoliert, ist krank und führt zu Krankheit. Wenn der eine in einer Pflege, die sich nicht auf äußere Verrichtungen im Minutentakt beschränkt, seine Bedeutung, sein Angenommensein erlebt, und der andere erfährt, dass er sein Schicksal – z.B. im Krankenhaus – mit vielen teilt, kann die äußere Krankheit zur inneren Gesundung beitragen. Wenn man Begegnung im angedeuteten Sinn pflegt, muss es aber vielleicht nicht so weit kommen. Dann entwickelt sich zwischen dem Denken und dem wollenden Handeln ein Drittes, das Empfinden, Fühlen, der schwingende Austausch. Von hier gehen starke Kräfte der Heilung und des Gesundbleibens aus.

Alle Sinne pflegen

Pausen in diesem Sinne können auch Spaziergänge sein, bei denen man zurücklässt, was einen sonst ständig beschäftigt, um aufmerksam auf das zu sein, was einem in der Natur erscheint. Besonders gut ist es, immer wieder den gleichen Weg zu gehen, und wahrzunehmen, wie er sich durch das Jahr hindurch verändert. Am besten ist es vielleicht, wenn man einen täglich zur Schule, in die Arbeit, zum Einkaufen begangenen Weg zu «entdecken» beginnt, wie es der Dichter Chao-Chou rät: »Was ist der wahre Weg? Der alltägliche.» Natürlich meint Chao-Chou nicht unbedingt einen physisch begehbaren Weg, aber auch dieser kann sich völlig verwandeln, je nach der Haltung, die man zu ihm einnimmt.[36] Man kann versuchen, bei jedem Gang besondere Aufmerksamkeit auf einen anderen Sinn zu lenken. Oft wird man erst dadurch gewahr, wie viele unterschiedliche Gerüche einem in die Nase steigen, wie sehr sich diese im Lauf des Jahres, bei verschiedenem Wetter verändern und wie tief gehende Seelenstimmungen und Erinnerungen diese hervorlocken. Oder man erlebt, wie viele Vogelstimmen, Froschrufe, Zickadengezirp es gibt, wie unterschiedlich das Rauschen des Windes in einer Birke, einer Eiche oder einer Fichte klingt oder auch wie unterschiedliche Klänge verschiedene Fahrzeugmotoren haben. Wenn man ein anderes Mal vor allem auf das Gesehene achtet, mag man neben den konkreten Einzelheiten die unterschiedlichen Lichtstimmungen in verschiedenen Jahreszeiten und bei den unterschiedlichen Wetterlagen wahrnehmen. Und wie sehr verändert sich die Perspektive, wenn man einmal wieder in den Wahrnehmungsraum eines Kindes eintaucht, sieht, was zwischen den Grashalmen kriecht, was Erde, Sand, Baumstümpfe bereithalten, wie sich die Rinden verschiedener Bäume anfühlen. Unerwartete Erfahrungen warten auf uns, wenn wir mit unserem Erleben in die Füße eintauchen und spüren, wie sie sich anfühlen, wenn wir auf Teer, Kies, Gras oder nasser Erde gehen. Vielleicht hält man sogar etwas von dem Erlebten mit Farbe und Papier fest, schreibt ein Gedicht oder berichtet in einem Brief davon.

Der bereichernde Blick in die Welt

Die Welt, die uns umgibt, kann sich so unerwartet bereichern und vielleicht ebenso viele Erlebnisse bereithalten, wie manche weite Reise. Auch ein regelmäßiger Blick in den Morgen- und Abendhimmel, ein solcher an das nächtliche Firmament weitet die Seele und gibt Kraft. Aber auch das Lesen oder Hören eines Gedichts, das Schmecken eines Gerichts (aber auch das vorausgehende Kochen), das wirkliche Hören einer Musik, die nicht bloß beliebige Begleitung einer anderen Tätigkeit ist, kann zur Quelle von Stille, Erlebnis eines Geheimnisses, Hinweis auf ein hinter den Dingen Liegendes und Ursprung von Kraft werden.

Kunsterleben

Eine andere Möglichkeit der Pause, von der Kraft zum Gesundbleiben ausgeht, liegt im *Erleben von Kunst*. Ein Geschenk ist es dabei, wenn man bemerkt, dass das Kunstwerk in der eigenen Seele eine Reaktion, eine Empfindung, ein Erlebnis hervorruft, dass zwischen einem selbst und dem Kunstwerk eine Begegnung, ein Kraftfeld entsteht. Oft erlebt man so etwas gerade auch mit Kunst, die sich nicht auf den ersten Blick erschließt, die zunächst fremd bleibt, nicht einfach schön ist, die Beschäftigung verlangt. Solche Kunst führt aber häufig zu immer neuen Erlebnissen, es entsteht etwas wie ein Gespräch zwischen einem selbst und dem Kunstwerk. Auch das Gespräch mit anderen Menschen über das gleiche Bild, dieselbe Plastik, Aktion oder Musik hilft bei diesem Vorgang der Annäherung. Gerade an Gegenwartskunst kann man solche Erlebnisse haben, während das auf den ersten Blick Gefällige einem manchmal schon nach wenigen Begegnungen nichts mehr zu sagen hat.

Künstlerische Tätigkeit

Besondere Kraft geht auch von eigenem künstlerischem Tun aus. Viele Menschen scheuen vor diesem Gedanken zurück, es heißt dann, sie seien ja unbegabt. Wenn sie nach langem Zögern dann doch einen Pinsel in die Hand nehmen, ein Stück Ton oder ein Instrument, dann kann oft auch zwischen diesem Medium und dem eigenen Innern eine Art Gespräch entstehen, das Unerwartetes zur Erscheinung bringt und Freude entstehen lässt.

Meditation

Die *Meditation* schließlich ist die ganz bewusst gestaltete Pause in einer gewissen Vollendung. Bei ihr lässt der Praktizierende die vielfältigen inneren Regungen los, wird still, versucht sich innerlich leer zu machen für einen einzigen Inhalt, den er sich in «Andacht» vor die Seele stellt, um sich schließlich auch von diesem zu befreien, damit ein anderes in ihm sprechen kann. Hier verliert Zeit ihre Bedeutung, eine Beziehung zu dem hinter den äußeren Erscheinungen liegenden Welt wird fühlbar, zu dem «ewigen Du», wie Martin Buber sagen würde. Es kann erfahren werden, was Lao Tse beschreibt:

Rückkehr zur Wurzel heißt Stille.
Stille, heißt Wendung zum Schicksal.
Wendung zum Schicksal heißt Ewigkeit.

Das Gebet Viele Menschen können diese Erfahrung im Gebet machen, das Ausdruck praktizierter Religiosität ist. Religio bedeutet «Rückbindung», nämlich des Menschen an die göttliche Welt, aus der er stammt bzw. zu der er Beziehung hat. Gerade von einem Einbeziehen des Religiösen in den Alltag kann eine gesund erhaltende Wirkung ausgehen.[37]

Heilsame Begegnungen Aber eben auch in jeder Menschen-, Natur- oder Kunstbegegnung liegt etwas von der Qualität dieses tiefen Erlebnisses von In-Beziehung-Stehen, von dem Gesundheitskräfte ausgehen. Eine wichtige Hilfe, zu diesen heilsamen Begegnungen zu kommen, ist das Pflegen von Verehrungskräften. Das klingt unmodern. Kritikfähigkeit gilt – nicht zu Unrecht – als wichtiges Gut. In Kritikfähigkeit müssen wir uns allerdings in der Regel nicht mehr üben, wir beherrschen sie ausgezeichnet. Aber so berechtigt Kritik auch sein mag, sie macht uns oft seelisch arm und erschwert Beziehung. Es gibt kaum Gesünderes, als innerlich bewusst nach dem zu suchen, was wir im Gegenüber verehren können. Noch im unangenehmsten Zeitgenossen lebt etwas davon. Statt uns über ihn «krank zu ärgern», tut es uns – und ihm – sehr gut, dieses Verehrenswerte zu entdecken, diesem sollte unsere Wertschätzung gelten, trotz der

Wandlung von schwierigen menschlichen Beziehungen auch vorhandenen Schwierigkeiten. Manchmal verändert sich schließlich die Beziehung zu einem solchen «schwierigen Menschen» durch diese Seelenhaltung. Besonders entwickelt erscheint in dieser Hinsicht die Begrüßung der Inder und Nepali. Sie rufen einander «Namaste» zu – «Ich grüße den Gott in dir». Nicht alles am anderen muss man verehren, aber doch seinen eigentlichen Kern. Auch wenn wir diesen Gott im Inneren, dieses wahre Menschenwesen nicht oft zum Ausdruck kommen lassen, kann doch der gelegentliche Gedanke an ihn «zur Ordnung rufen» und Stärkung bedeuten.

Aber es gibt auch «äußerlichere» Möglichkeiten, sich gesund zu erhalten:

Bewegung im Feien Insbesondere ausreichend Bewegung im Freien stärkt die Abwehr. Übertriebener Sport schwächt dagegen das Immunsystem. Bei Marathonläufern, die täglich stundenlang trainieren, kann

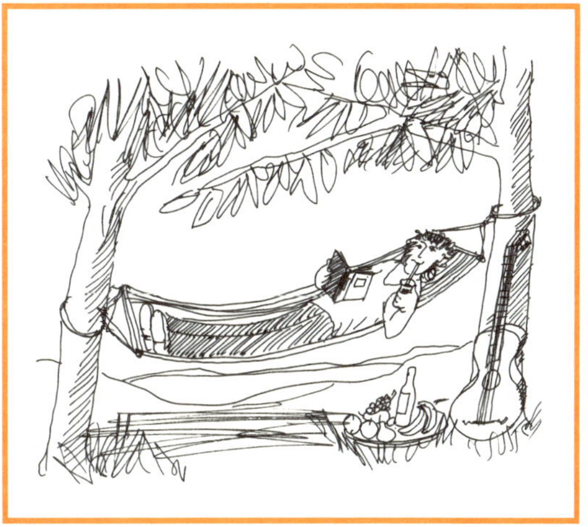

man im Labor Werte der zellulären Immunität finden, die an eine AIDS-Erkrankung denken lassen. Bei einem eigenen Patienten führte allein die Rücknahme des täglichen Lauftrainings von vier auf zwei Stunden zu einer Normalisierung der Immunparameter. Exzessiver Sport führt zu einem geradezu rauschartigen Zustand. Viele Läufer streben diesen «Kick» bewusst an, in ihm wird plötzlich keine Anstrengung mehr gefühlt, der Körper läuft jetzt wie von allein, wie eine seelenlose Maschine, während ein Glücksgefühl, ein gleichsam über dem Körper frei Schweben erlebt wird. Es ist kein Wunder, dass dieser partiell «entseelte» Körper ähnlichen Verschleißerscheinungen verfällt wie eine unbeseelte Maschine. Die Gelenkschäden, die Herzvergrößerung, die schon erwähnte Immunschwäche, aber auch das Ausbleiben der Regelblutung bei Extremsportlerinnen zeigen, wie wenig solcher Sport mit Gesundheit zu tun hat. – Ganz anders als der erwähnte, seelisch lebendig machende Spaziergang:

Ausgleich zur Beanspruchung im Alltag hält gesund!

Nicht die rauschhafte «Befreiung» des Leibes von der Seele ist gesund, sondern gerade die Beseelung des Leibes und seiner Bewegungen. Es wurde schon erwähnt, wie einseitig der vor dem PC Sitzende und nur den Kopf und die mouse-bedienende rechte Hand Betätigende mit seinem Leib verbunden ist. Der Tanz beispielsweise, mehr noch die Bewegungskunst der Eurythmie führen zu einer besonderen und gesunderhaltenden Leibverbindung. Mit unseren Füßen sind wir im Alltag erlebnismäßig kaum verbunden, im Laufen von Rhythmen oder im Ausdruck von Lauten, wie er in der Eurythmie gepflegt wird, ändert sich das. Erinnert man sich daran, was über das Fieber und die damit verbundene Möglichkeit, wieder «Ordnung» im Leib zu machen, gesagt wurde, dann wird klar, warum eine Verbindung mit dem Leib, in welcher der Leib so

Eurythmie

«zubereitet» wird, dass er Ausdruck und Träger der in ihm wohnenden Individualität sein kann, gesund erhält und was eine «Fieberkrankheit» überflüssig machen kann.

«Seelische Übungen» der Heileurythmie

Bei einer herannahenden Grippewelle können einige so genannte «seelische Übungen» der Heileurythmie besonders wertvoll sein. Vor allem sind dies die Übungen «Ja – Nein», «Liebe – E», «A – Verehrung» und «Hoffnung – U». Zunächst bleiben diese Bezeichnungen natürlich unverständlich. In einem Eurythmiekurs oder bei einer Heileurythmistin, einem Heileurythmisten kann man sie aber erlernen. Nicht nur beim Heraufziehen einer schweren Grippepandemie ist das zu empfehlen. Wenn man die Übungen morgens macht, können sie einem täglich Kraft geben und der Gesundheit nicht nur mit Blick auf die Grippe dienen.

Zweckmäßige Kleidung

Schließlich seien aber abschließend einige letzte Grippe-Prophylaxemaßnahmen genannt: Sinnvoll ist es, auf *zweckmäßige Kleidung* zu achten. Von besonderer Bedeutung ist eine ausreichende Kopfbedeckung in der kühlen Jahreszeit. Vor allem Kinder strahlen über den Kopf sehr viel Wärme ab, was man selbst spüren kann, wenn man einen Säugling auf dem Arm hält. Gerade Säuglinge und Kleinkinder können ihren Wärmeorganismus nur sehr begrenzt selbst regeln und sind auf äußere Hilfen – z.B. ein Mützchen – angewiesen. Beim Erwachsenen ist oft auch der andere Leibespol zu beachten. Viele Infektanfällige leiden an kalten Füßen, und durch Wollsocken oder gegebenenfalls Einreiben der Füße mit Kupfer-Salbe oder Arnika-Massageöl lässt sich in diesen Fällen eine wirksame Erkältungsprophylaxe treiben.

Einfluss der Ernährung

Auch die Ernährung hat Einfluss auf die Infektanfälligkeit. So schwächt z.B. starker Zuckergenuss. Gegen gelegentlichen Genuss von Süßem ist dagegen nichts einzuwenden. Wichtig scheint mir, jeden Tag Frisches zu essen. Morgens eine halbe Grapefruit oder ein Apfel – z.B. im Müsli – ist sicher nützlich. Zur guten Versorgung mit Vitamin C muss man nicht unbedingt Südfrüchte verwenden (die z.B. von Menschen mit empfindlicher Haut oft schlecht vertragen werden), der Vitamin C-Gehalt von Sauerkraut ist erstaunlich hoch, und zu Zeiten monatelanger

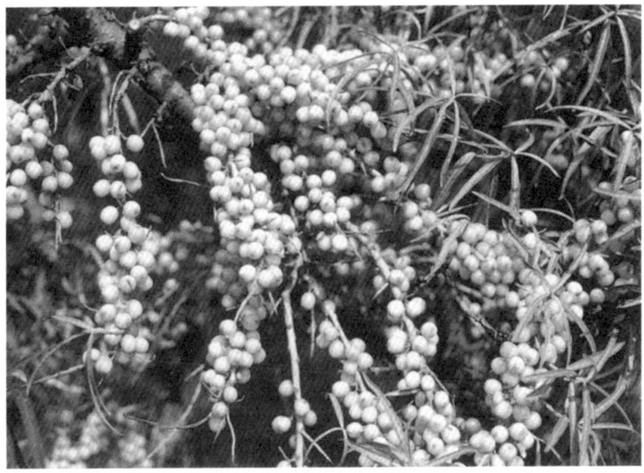

Ozeanfahrten mit dem Segelschiff blieben die Mannschaften in der Regel gesund, die täglich Sauerkraut aßen. Bedeutend ist auch der Vitamin-C-Gehalt von Feldsalat, Broccoli oder Petersilie. Generell sollte man versuchen, Obst und Gemüse aus einem Anbau zu erhalten, der die Lebenskraft fördert. Ein durch Kunstdünger, womöglich im Treibhaus rasch aufgewachsenes Produkt kann schön aussehen, schmeckt aber meist wenig aromatisch und ist gesundheitlich nur von begrenztem Wert. Schon geschmacklich, aber auch in Bezug auf die «inneren Qualitäten» scheinen mir Lebensmittel aus biologisch-dynamischem Anbau am günstigsten zu sein.

Der im Ödland an lichtexponierten Stellen wachsende Sanddorn verwandelt die aufgenommenen kosmischen Kräfte in eine Fülle irdischer Substanzen, die sich in Aroma und Vitaminreichtum ausdrücken

In besonders gefährdeten Zeiten kann man die Nahrung mit zuckerarmem *Sanddorn-Elixier* ergänzen. Der Sanddorn ist eine lichtliebende Pflanze, welche die aufgenommenen kosmischen Kräfte in einen besonders hohen Gehalt an Vitamin C, Carotin, Vitamin A und E umsetzt. Zwei bis drei Teelöffel des Elixiers pro Tag können die Abwehrkraft merklich verbessern. In Grippezeiten empfehle ich zusätzlich 1 – 3 x tgl. 10 Glob. *Meteoreisen/Phosphor/Quarz* zu nehmen, bei Kindern die Hälfte. Dieses – schon im Therapieteil besprochene – Medikament stärkt die inneren Lichtkräfte und macht so wesentlich unempfindlicher gegenüber Ansteckung.

Sehr stärkend wirken auch abendliche Öleinreibungen. In unserer Praxis hat sich hier *Schlehenblüten-Haut- und Massageöl* bewährt. Im 19. Jahrhundert hat ein homöopathischer Arzt Olivenöl zur Einreibung verwendet und konnte damit die damals noch erschreckend hohe Kindersterblichkeit drastisch reduzieren. Die Öleinreibung ist eine wesentliche Hilfe zur Unterstützung des Wärmeorganismus. Auszüge von Schlehenblüten und Johanniskraut vermitteln darüber hinaus Lichtkräfte.

Bei starker Infektanfälligkeit hat sich eine Behandlung mit *poten-*

Eigenblut-behandlung

ziertem Eigenblut bewährt, wie sie ursprünglich von der Kinderärztin Frau D. Imhäuser empfohlen wurde. Es wird dafür vom Arzt ein Tropfen Blut abgenommen und dieses wie ein anderes homöopathische Arzneimittel entweder vom Arzt selbst oder von einem Apotheker potenziert. Am besten beginnt man die Behandlung mit der C5, von der man morgens 3 Tropfen vor dem Frühstück einnimmt. Wenn der Inhalt des Fläschchens zur Neige geht, kann man aus den letzten 2 Tropfen des Medikamentes die Potenz C7 herstellen, von der man nur noch jeden zweiten Tag morgens 3 Tropfen nehmen sollte. Es ist oft ganz erstaunlich, wie positiv sich diese Behandlung auf die Infekthäufigkeit auswirkt.

Ansteckungsmöglichkeiten aus dem Wege gehen

Zur Zeit einer Grippeepidemie oder -pandemie kann es sinnvoll sein, Situationen besonderer Ansteckungswahrscheinlichkeit zu vermeiden. Vor allem geschwächte Menschen mit schweren Vorerkrankungen sollten Wartezimmer von Ärzten möglichst meiden. Wenn hier auf engem Raum viele Grippekranke sitzen, muss man innerlich schon kräftig sein, um nicht selbst zu erkranken. Da die Grippeviren in Tröpfchen übertragen werden, die beim Husten oder Niesen ausgeschleudert werden, steigt die Ansteckungsgefahr bei räumlicher Nähe und Bedrängtheit stark an. Dennoch sei nochmals betont, dass die Berührung mit Kranken allein nicht zwingend zur eigenen Erkrankung führt. So bleibt man als Arzt meistens gesund, obwohl man ständig mit «ansteckungsfähigen» Patienten zu tun hat. Für Patienten mit schweren Herz- oder Lungenkrankheiten ist es aber sicher sinnvoll, sich bei einem unvermeidlichen Arztbesuch einen Termin gleich zu Sprechstundenbeginn geben zu lassen oder einen separaten Warteraum zu benutzen.

Wenn es sich vermeiden lässt, sollte man auch gedrängte Ansammlungen von Menschen, z.B. in öffentlichen Verkehrsmitteln, Kinos etc. meiden. Wichtig ist es, auf gute Händehygiene zu achten, da insbesondere bei mehrfacher Verwendung von Taschentüchern die Erreger leicht durch Handschlag bei der Begrüßung weitergereicht werden.

Zum Schluss

Im Betrachten der banal scheinenden und alltäglichen Erkältungskrankheiten und der schwereren Grippe – geradezu urbildhaften akuten Krankheiten, die jeden betreffen – sind wir einen weiten Weg abgeschritten. Verschiedene Möglichkeiten, diesen Krankheiten zu begegnen, sie durch Impfung zu verhindern, ihnen durch die eigene Lebensweise vorzubeugen oder sie zu überwinden, sind aufgezeigt worden. Erschreckende Gefahren waren ebenso anzusprechen wie ermutigende Chancen. Welchen Weg man selbst im Umgang mit diesen Krankheiten gehen möchte, ist eine persönliche Entscheidung, die durch das Gespräch mit dem Arzt vorbereitet werden kann.

Die grundsätzliche Stellung von Krankheiten wird vielleicht derjenige, der sie aus ruhigem Abstand betrachtet, eher empfinden, als derjenige, welcher sich beruflich ständig mit ihnen auseinanderzusetzen hat. Der Philosoph Hans Georg Gadamer schreibt[38]:

«Es muss doch etwas bedeuten, dass der Arzt heute so viel Krankheiten scheinbar wegzuzaubern weiß, sodass sie für den Patienten einfach verschwinden, ohne ihn etwas gelehrt zu haben. Es muss doch etwas besagen, dass heute die chronischen Krankheiten weit mehr im Vordergrund des ärztlichen Interesses stehen, weil man sie nicht wegnehmen kann.»

Zu zeigen, dass die in den beiden Sätzen ausgesprochenen Tatsachen etwas miteinander zu tun haben, war ein Ziel beim Schreiben dieses Büchleins. Es würde mich freuen, wenn es dazu beiträgt, einen selbstständigen Weg zur Vorbeugung, Annahme und Überwindung der Krankheit zu finden.

Adressen

Anthroposophische Ärzte:

Gesellschaft Anthroposophischer Ärzte
in Deutschland e.V.
Roggenstraße 82
70794 Filderstadt
Tel. 0711 – 77 99 711
Fax. 0711 – 77 99 712
E-Mail: Ges. Anth. Aerzte@t-online.de

Medizinische Sektion am
Goetheanum
Postfach 134
CH – 4143 Dornach
Tel. (0041) 61 706 42 90
Fax. (0041) 61 706 42 91
E-mail: med.sektion@goetheanum.ch

Vereinigung anthroposophisch-
orientierter Ärzte in der Schweiz
Dr. med. Eva Streit
Paracelsus-Spital
Bergstraße 16
CH – 8805 Richterswil

Gesellschaft Anthroposophischer
Ärzte Österreichs
Tilgnerstraße 3
A – 1040 Wien

Verein für Anthroposophisches
Heilwesen e.V.
Johannes-Kepler-Straße 56
D-75378 Bad Liebenzell
Tel. (07052) 20 34
Fax (07052) 41 07
Internet: http://www.heilwesen.de
e-mail: verein@heilwesen.de

Berufsverband für anthroposophische
Kunsttherapie e.V.
Roggenstraße 82
D-70794 Filderstadt
Tel. (0711) 779 97 23
Fax (0711) 779 97 12

Berufsverband Heileurythmie e.V.
Roggenstraße 82
D-70794 Filderstadt
Tel. (0711) 779 97 23
Fax (0711) 779 97 12

Bundeszentrale für gesundheitliche
Aufklärung
Ostmerheimer Str. 200
D-51109 Köln
Tel. (0221) 89 92-0
Fax (0221) 89 92-257

European Federation of Natural Medicine Users –
Europäischer Verbraucherverband für Naturmedizin
Beckweg 18
D-58313 Herdecke
Tel. (02330) 62 33 29
Fax (02330) 62 33 30

Anmerkungen

1 Kölmel, K. e.a.: Febrile infections and malignant melanoma; results of a case-control study, Melanoma Research: 2 (1992) 207–21

2 Kölmel K. e.a.: Infections and melanoma risk. Melanoma research 9 (1999) 511 - 519

3 Zitiert nach: Graf, H.: Infekthäufigkeit und Krebsrisiko, Merkurstab 53 (2000) 137–138. Dieser Arbeit verdanke ich auch die vorgenannten Literaturhinweise. Graf bezieht sich bezüglich der genannten Studie auf die wichtige Arbeit von U. Abel e.a., die einen guten Überblick zum Zusammenhang von Infekthäufigkeit und Krebsrisiko bietet: Common infections in the history of cancer patients and controls. J. Cancer Res.Con.Oncol. 117 (1991) 339–344

4 Albonico, H.: Häufigkeit fieberhafter Infektionskrankheiten im Kindesalter in der Vorgeschichte von Karzinompatienten. 1995

5 Albonico, H. e.a.: Febrile infectious childhood diseases in the history of cancer patients and matched controls. Medical Hypotheses 51 (1998): 315–20

6 Sacks, O.: Zeit des Erwachens, Reinbek bei Hamburg, 1992

7 s. Lange, W., Vogel G.E., Uphof H.: Influenza. Virologie, Epidemiologie, Klinik, Therapie und Prophylaxe. Berlin, Wien usw. 1999. Dem Buch können zahlreiche weitere Details zur Influenza entnommen werden.

8 Gandhi, M. K.: An autobiography or the story of my experiments with truth, Ahmedabad 1994

8a Ertel, S.: Influenza Pandemics and Sunspots – easing the controversy. Die Naturwissenschaften 81 (1994) 308ff.

9 Hope-Simpson, R.E.: Sunspots and flu: a correlation. Nature Vol. 275, 14. Sept. 1978, p. 86

10 Hoyle, F., Wickramasinghe, N.C.: Sunspots and influenza. Nature Vol. 343, 25 Jan. 1990, p. 304

11 von Alvensleben, A.: Influenza according to Hoyle. Nature Vol. 344, 29 March 1990, p. 374

12 Ertel S.: Influenza Pandemics and sunspots – easing the controversy. A.a.O.
13 Ramm H.: Zur kosmologischen Symptomatologie der Grippe, Der Merkurstab 51 (1998) 270–278
14 Endres K.P., Schad W.: Biologie des Mondes. Mondperiodik und Lebensrhythmen. Stuttgart, Leipzig 1997
15 Ein wunderschönes Buch, in dem das Polarlicht umfassend beschrieben und gedeutet wird, ist: Falck-Ytter, H.: Das Polarlicht, Stuttgart 1999
16 Steiner R.: Geisteswissenschaft und Medizin, Vortr. v. 7.4.1920, Dornach, GA 312
17 Husemann F.: Rudolf Steiners Entwicklung, Dornach 1999
18 siehe z.B. Steiner R.: Die Geheimwissenschaft im Umriß, Dornach 1981
19 Pierre Teilhard de Chardin: Der Mensch im Kosmos, München 1959
20 aus dem Mathnawi-ya ma´nawi zit. n. Schimmel A.: Rumi. Ich bin Wind und du bist Feuer. Leben und Werk des großen Mystikers, München 1995
21 Fa. Jungebad, Heckenweg 30, 73087 Bad Boll. Tel.: 07164/14461, Fax: 07164/14460, e-mail: jungebad@t-online.de.
22 Witsenburg B.C.: Masern-Sterblichkeit und Therapie. Merkurstab 45 (1992) 177–180
23 Bela e.a.: Reye´s syndrom in the United States 1981 through 1997, N.Engl.J.Med. 320 (1990) 1377–82
24 Lang K.R.: Sonnenobservatorium SOHO. Spektrum der Wissenschaft, Mai 1997 44 – 52, zit. n. Ramm H.: Der Sonne dunkle Flecken, Dornach 1998
25 Auf die sehr komplexen Verhältnisse der verschiedenen Erscheinungsformen des Eisens im Weltall und ihre Zusammenhänge geht H. Ramm in seinem zitierten Buch eingehender ein.
26 Ein wichtiger Artikel, der viele Qualitäten des Meteoreisens darstellt, stammt von Markus Peters: Das Meteoreisen, Merkurstab 49 (1996) 401–421
27 Knauer S.: Die Grippe und ihre Behandlung. Stuttgart, o.J. (ca. 1924). Abhandlungen aus dem Klinisch-Therapeutischen Institut, Heft 2
28 Del Mar e.a.: Are antibiotics indicated as initial treatment for children with acute otitis media? A meta-analysis Brit.Med.J. 314 (1997) 1526–29

29 Van Buchem e.a.: Acute otitis media: a new treatment strategy. Brit.Med.J. 290 (1985) 1033–37

30 Verity C.M. e.a.: Long-term intellecutal and behavioral outcomes of children with febrile convulsions. New Engl. J. Med. 338 (1998) 1723–1728

31 Conolly A.M. e.a.: What are the complications of influenza and can they be prevented? Experience from 1989 epidemic of H3N2 influenza A in general practice. Brit.MEd.J. 306 (1993) 1452–1454

32 Ahmed Ala, Edin e.a.: Reduction in mortality associated with influenza vaccine during 1989–90 epidemic. Lancet 346 (1995) 591–95

33 Lasky T. e.a., N. Engl. J. Med. 339 (1998) 1797

34 Seitz R.: Schöpferische Pausen, München 1993 (auszugsweise auch als CD erschienen mit Musik von Sigi Schwab)

35 Martin Buber: Ich und Du. Heidelberg 1983.

36 Das Dichterzitat entnahm ich – wie viele andere Anregungen – ebenfalls dem Buch von Rudolf Seitz: Schöpferische Pausen. Besinnen – genießen – da sein, München 1993.

37 s.a Glöckler M.: Die Heilkraft der Religion, Stuttgart 1999

38 Gadamer H–G.: Zwischen Natur und Kunst. In: Victor v. Weizsäcker zum 100. Geburtstag (Schriften zur anthropologischen und interdisziplinären Forschung in der Medizin Bd. 1, hg. von Peter Hahn und Wolfgang Jacob, Berlin/Heidelberg 1987; erschienen auch in: Gadamer H.–G.: Über die Verborgenheit der Gesundheit, Frankfurt a. M. 1993

Verzeichnis der Heil- und Pflegepräparate

Stichwortregister

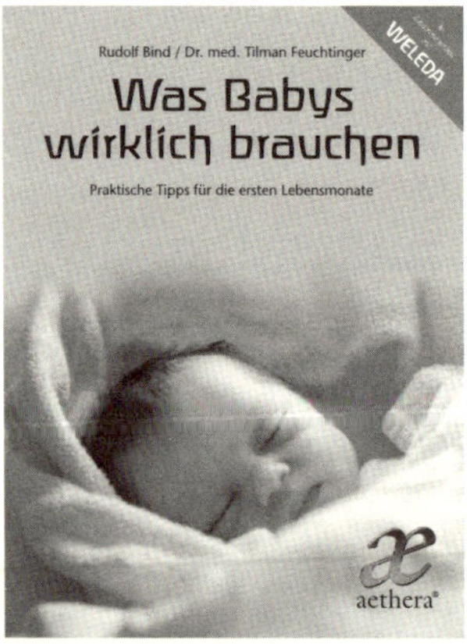

Rudolf Bind / Dr. med. Tilman Feuchtinger

Was Babys wirklich brauchen

Praktische Tipps für die ersten Lebensmonate
112 Seiten mit zahlreichen Schwarzweißabbildungen, kartoniert

Dieser Ratgeber gibt Müttern und Vätern eine erste praktische und geistige Orientierung für den Umgang mit ihrem Neugeborenen. Vieles können sie von ihrem Kind selber lernen. Das Buch soll ihnen Mut und Vertrauen in ihre eigene Wahrnehmungskraft geben und sie in ihrer großen Verantwortung für ihr Kind unterstützen.

Mit gewaltigen Entwicklungsschritten beginnt das Kind seine individuelle Biografie. Nie mehr wird es so viel in so kurzer Zeit lernen wie in diesen ersten Monaten. Dabei ist es ganz auf die Zuwendung seiner Umgebung und besonders der Eltern angewiesen. Diese machen mit ihrem Kind ganz einzigartige und ursprüngliche Erfahrungen. Jeden Tag werden sie mit weiteren Entdeckungen und elementarsten Fragen konfrontiert.
Die Autoren sind sich sicher, dass Eltern die allermeisten Herausforderungen selbstständig mit ihrem Kind zusammen lösen können. Dieses Buch zeigt, wie die dafür notwendige «Kreativität» entwickelt werden kann.

aethera®